いつまでも美しく健康でいるための60代女性“魔法の習慣”

ソフィーエステティック 代表　伊勢田 愛

彩図社

はじめに

私はエステティシャンとして日々、いろいろな年代の女性の美容と健康に関わっております。

顔や身体のトリートメント、日々のお手入れやダイエットのアドバイスなど、美しく健康になるお手伝いをしています。

60代のお客様もたくさんいらっしゃいますが、みなさん、お手入れを続けていくと、肌がきれいになり、身体も変わっていきます。**女性は何歳になっても、きれいになることができる**のだと実感する毎日です。

美しく健康であり続けるためには、ご自分でのお手入れ、食生活、運動などを続けていくことが大切です。

ただ、最近はテレビや雑誌に美容や健康の情報があふれています。なにがどの悩みに効果的なのだか、わからなくなってしまいますね。

また、世の中に出回っている60代向けの情報は、健康についてのものが多く、美容についての情報はほとんどありません。

そこで、本書では、60代の女性のための健康の習慣に加え、肌のお手入れ方法、メイク、おしゃれ、ダイエットなどの美容習慣をまとめました。

どの項目もちょっとしたことなので、取り入れることは決して難しくありません。しかし、それをやるかやらないかの僅かな差で、**5年後、10年後の美しさ、健康に大きな差がでてくる魔法の習慣**です。ぜひ、年齢を重ねても美しくいるための習慣を日々の生活に取り入れてみてください。

この本の中では、60代を過ぎても美しさを諦めない方たちの美容習慣も紹介しています。

みなさん、年齢よりもはるかに若く見えますし、気持ちも若々しく、充実した毎日を送っています。新しいことに挑戦することを忘れません。

私自身50代になり、年々、肌や身体が変わっていくことを感じています。ですが、

「老化だから仕方がないわ」と諦めるよりも、なにかできるはずと前向きに考えて、美容や健康の習慣を生活に取り入れることの大切さを、彼女たちに教えてもらいました。

みなさんも、ぜひ、この本の中の習慣のなかで、少しずつでもできることから始めてみてください。

どの項目から始めても構いません。気になるところからでも、とりあえずできそうなことからでもよいので、どんどん挑戦してみてください。

習慣にするには、毎日することと一緒のタイミングで行なうと続けやすくなります。

たとえば、歯磨きをしている間にふくらはぎのエクササイズを行なったり、朝食後に片鼻呼吸を行なったりです。「これやってみようかしら」と思ったことは、タイミングも決めて実行してみましょう。わりと簡単に習慣化できますよ。

ただし、女性は、ご自分のことだけではなく、家族の世話などで生活のリズムがくずれることがありますね。せっかく習慣化したことを続けられなくなる時もあるでしょう。

そんなとき、罪悪感を感じる必要はありません。できるようになったら、また始めればよいのです。落ち着いたら本書を読み返してみてください。

ひょっとすると、「いままでとは別の習慣をやってみようか」と思うかもしれません。それはそれで、新しいことを始めるタイミングだったのです。

また、必要な習慣は変わるかもしれませんので、定期的に読み返してみるのもおすすめです。

人生１００年の時代になりました。60代はまだまだ半分を過ぎたところです。これからもどんどん輝いて過ごしていきましょう。

いつまでも美しく
健康でいるための
60代女性の“魔法の習慣”
Contents

Chapter3 心が輝く肌と髪のお手入れ 49

Chapter5 身体にやさしい食事とダイエットの習慣 121

Chapter6 体形と健康を保つエクササイズ 157

Chapter 1

若々しく健康な人の「考え方の習慣」

魔法の習慣

No. 1 「今さら」を忘れる

60代になっても若々しい方と接していて感じることは、皆さん、「今さら」とか「もう60代だから」と言ったり考えたりしないということです。

お友達からお誘いがあったときや、ご自分でやりたいことがあれば、「今さら」とは考えずに、**「まずやってみよう」**と考えます。

60代からは「今さらおしゃれをしても」「今さらこの年できれいにはならないわ」と考えて、自分がきれいになること、おしゃれをすることを諦めてしまう方も少なくありません。ですが、**女性は年齢にかかわらず、努力をすれば、ぐっと若々しく、きれいになれます。**

新しい洋服を買う、口紅を変えてみる、メイクセミナーに行くなど、自分のために時間とお金を使って、きれいになることやわくわくすることを体験してみましょう。

手軽に始められて効果的なのはネイルです。爪は目につきますので、ネイルサロンなどに行って素敵なデザインのジェルネイルをすると気分がアップしますよ。ジェルネイルは自宅でできるキットも売っています。自分で試してみるのもよいでしょう。

「今さらきれいになっても」「今さらおしゃれにお金をつかってもねえ」と考えずに、60代を過ぎた今こそ、「まずはやってみよう」と考えてみてください。

初めの一歩を踏みだしましょう。

ネイルは一例ですが、60代からは、今までやりたかったことをやってみる時期です。時間に余裕ができる方も多いので、思いついたことは挑戦してみましょう。たとえば、書道、陶芸、カラオケ、日本舞踊、旅行、などなど。

60代から新しい仕事に挑戦する人もいます。今話題のシニア起業です。60歳から新しいレストランをオープンした方は、「60歳だけど、人生の半分だと考えるようにしている。今こそ始める時期です」と仰っていました。確かにあと半分あると思うと、なんだか可能性が広がり、勇気づけられますね。

魔法の習慣

No. 2 毎日鏡を見てお手入れする

60代になると、鏡を見ない方が増えてきます。

「鏡を見てもがっかりしちゃうわ」と仰ります。

でも、60歳を過ぎたからこそ、鏡を見て、丁寧にお手入れしてみてください。

エステサロンは顔や身体のお手入れをして、きれいになっていただくところです。きちんとお手入れを続けていくと、誰もが、肌や身体が良い状態に変わっていきます。

サロンでのお客様との交流で感じることとは、女性は年齢にかかわらず、お手入れをすると必ずきれいになるということ、そして、きれいになると気持ちも明るくなるということです。

ご来店の時には沈んだ顔をされていたお客様も、お手入れが終わって、肌がきれいになって、身体がすっきりすると、笑顔でお帰りになります。

ご自宅でのお手入れも同じです。いつもより少しだけ時間をかけて、顔に化粧水やクリームを塗って、肌の潤いを感じてみましょう。気持ちが明るくなりますよ。

ところで、加齢と老化の違いをご存知でしょうか？

加齢は、生物が生まれてから死ぬまでの時間的な年月の経過のことです。時間の流れですので止めることができません。

老化は加齢に伴って、身体の機能が低下することです、たとえば、筋肉が少なくなって運動能力が落ちて身体が疲れやすくなる、身体の免疫力が低下して病気になりやすくなる、肌のコラーゲンが少なくなって弾力がなくなるというようなことです。

老化は個人差があります。たとえば、同じ年齢でも、定期的に運動している方としていない方では、筋肉の量に差があり、運動能力や疲れやすさが違います。

つまり、**老化はご自分の努力で遅らせることができる**のです。遅らせるどころか、筋肉を増やしたり、肌のハリを戻したりと、若返ることもできるのです。

顔や身体が若返ると、身体が楽になり、気持ちも明るくなります。

お手入れを習慣にして、毎日楽しく若返っていきましょう。

魔法の習慣

No. 3 若返りは「種目別」ではなく、「総合点」を上げることが大切

エステ美容には3面美容という言葉があります。

真の美しさをつくるには、内面、外面、精神面を整えることが必要だという考え方です。

内面は身体の健康のこと。

食事、生活習慣、運動などで、身体の調子を整えます。といいましても、50歳を過ぎるとなにかしら身体の不調がでてきますよね。

しかし「一病息災」という言葉があります。病気を抱えていても、生活に気を付けて、身体を良い状態に保ち、内面の美しさを整えることが大切です。

外面は肌や体形など外見の美しさのこと。

お手入れ、ダイエット、エクササイズなどで、肌や体形を良い状態に保つことです。身だしなみや動作に気を配って、周りから良い印象を持たれることも大切です。

精神面は心の健康のこと。

精神を健やかに保つためには、心のストレスが少なく、穏やかな状態を保つことが必要です。また、前向きで、きれいになりたいという気持ちを持ち続けることが大切です。

どの年代にとっても、お手入れをしてきれいになるためには、内面、外面、精神面、どれも必要な要素です。

特に、年を重ねると、ひとつだけを気にしても、お手入れの効果が上がらなくなってきます。内面、外面、精神面、この3つに気を配って、美容の総合点を上げていきましょう。

本書では、これら3つの面を網羅したお手入れの習慣を紹介していきますので、ぜひ参考にしてくださいね。

魔法の習慣

No. 4 「きょうよう」「きょういく」を大切にする

60代からは、「きょうよう」「きょういく」が大切だそうです。教養と教育ではなく、「今日、用がある」と「今日、行くところがある」です。

1日1回、外出することを習慣にすると良いですね。習い事、買い物、病院、役所、銀行など、日常生活で外出の用事はいろいろつくれます。

カフェに行ったり、ランチを食べに行ったりするのも気持ちがリフレッシュできるのでおすすめです。

最近は、60代からボランティアに参加されている方も増えています。気軽に参加してみたら、人に喜ばれ、自分も元気になれるので続けているという方が多いようです。

ボランティアの主な仕事は、介護、街の清掃、植樹などです。現在は、高齢化に伴い、特に老人介護の需要が増えています。

人の役に立ちながら、ご自分の健康維持や生きがいにつながりますので、お時間のある方は一度挑戦してみたらいかがでしょうか。

魔法の習慣

No. 5 生活リズムを狂わせない

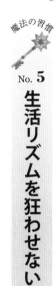

50代後半から60代にかけては、ご自身の退職、ご主人の退職、お子さんの独立やご結婚などで生活のリズムが変わる時期でもあります。

そのような生活の変化がある時期こそ、規則正しい生活を送ることがとても大切です。

同じ時間に起きる、食事をする、運動をする、寝る、という生活の基本となることをすると、体内時計が整い、脳の働きが良くなります。もちろん身体の調子も良くなります。

30、40、50代と、仕事、子育て、家事でお忙しくしていた方が、やることが少なくなってくると、急に老け込むというのはよく聞く話ですが、身体の活動量や精神的なハリが減ってしまうことのほかに、習慣が崩れることも原因なのかもしれません。

1・毎朝同じ時間に起きる
2・食事の時間を一定にする
3・寝る時間も一定にする
4・適度な運動を週に2、3回行なうことを習慣にする
5・1日1回外出する

これらは簡単にできる、規則正しい生活を送るコツですので、実践してみてください。

魔法の習慣

No. 6 感情から若返る

最近、面白いことがないなと感じていませんか?

それはあなたの感情が老いているからかもしれません。

感情が老いるというのは、日々の物事に対して「なんだか面倒だわ」「面白いことがないわ」と感じてしまったり、何かをしようという意欲を失ってしまったり、これまでは楽しいと感じたことをそのように感じられなくなってしまうことです。

人は感情から老いるという脳科学者の先生もいます。知力や体力よりも、まず感情が老い始めるのです。

感情の老化は40代くらいから少しずつ進んできます。

そういえば、20代、30代の頃は意欲的に外出したり、おしゃれを楽しんだり、遊んでいましたよね。友人や家族とでかけて、忙しいのですが、楽しく過ごしていたと思います。

しかし、だんだん、40代くらいから、なんだか面倒になってくることも増えてきます。

サロンのお客様でも、50代になって、趣味のスポーツがおっくうになった、買い物が楽しくなくなった、旅行に行かなくなった、などと仰る方がいます。

体力が落ちて疲れやすくなったというのも原因のひとつですが、一番大きな原因は感情の老化なのです。

感情が老化して意欲が低下すると、運動や外出、友人とのお付き合いの機会も減っていきます。身体の老化も進みます。

感情の老化は、おもてにでにくいので、自分も周りも気がつかないうちに進んでいきます。

少しでも早いうちに、感情の老化を防いでいきましょう。

魔法の習慣

No. 7

感情の老化を予防する

感情が老化してしまう原因は3つあります。

1・脳の中の前頭葉が縮む

前頭葉は意欲や好奇心に関わっています。その部分が衰えると、物事に興味が持てなくなります。

2・動脈硬化が進む

年齢とともに動脈が硬くなります。脳の動脈硬化が進むと、脳の細胞に酸素や栄養が送られなくなるため、細胞が壊れてしまい、機能を失ってしまいます。

動脈硬化が前頭葉の動脈で起こり、前頭葉の機能を損なってしまうと、身体や心の老化を進行させる感情の老化も引き起こします。

そして、意欲がなくなり、感情失禁が起こりやすくなります。

感情失禁とは、少しのことで怒ったり、笑ったり、泣いたり、一度泣きだしたり怒りだすと止まらなくなったりするなど、喜怒哀楽のコントロールがきかなくなることです。

「キレる老人」も、脳の老化が一因なのです。

3・セロトニンなどの、脳内伝達物質が年齢とともに減っていく

セロトニンは心身の安定や心の安らぎなどに関係しており、『幸せホルモン』とも呼ばれます。

セロトニンが不足すると精神のバランスが崩れて、怒りっぽくなったり、すぐに不安を感じたり、周りに腹を立てることが多くなってきます。

うつ病を発症するともいわれています。年齢とともに自殺率も高くなるのも、年齢が上がるとセロトニンが不足して、うつ病になりやすくなり、自殺につながるからだと考えられています。

◆感情の老化を防ぐ方法

前頭葉の老化を予防する方法

脳は使わないと衰えてしまいますが、トレーニングをすればよみがえります。ですので脳トレを行ないましょう。また、前頭葉は、いつもと違うこと、わくわくすることをすると、働きが活発になります。

脳を刺激する方法についてはチャプター7で説明しますのでご覧ください。

動脈硬化の進行を予防する方法

動脈硬化の大きな原因は老化と血中の悪玉コレステロールの増加です。生活習慣病のひとつですので、生活習慣を改めることにより予防できます。

動脈硬化を予防する生活習慣をチャプター4で紹介していますので、感情の老化予防のためにも実行してみてください。

セロトニンを増やす方法

セロトニンは年齢とともに減ってしまいます。セロトニンが減ると老人性うつ病を引き起こしやすくなります。

しかし、セロトニンは日常生活で気を付ければ増やすことができます。セロトニンを増やす生活習慣を紹介しますので、実行して、老人性うつ病を予防しましょう。

- 朝起きた時に太陽の光を浴びる
- 日中も日光を感じて生活する（紫外線は長時間浴びないよう注意してください）
- 規則正しい生活
- 規則的な軽い運動をする（スクワット、階段の上り下り、ウォーキングなど）
- セロトニンを増やす食事を習慣にする

セロトニンを増やす食事習慣はチャプター5でご紹介します。参考にしてください。

ぜひ今日からはじめて、感情から若返っていきましょう。

POINT

- □「まず、やってみよう」と考える
- □毎日鏡を見てお手入れする
- □内面・外面・精神面の３点から若返る
- □１日１回外出する
- □規則正しい生活を送る
- □感情を老化させせない

いつまでも美しく
健康でいるための
60代女性の
"魔法の習慣"

Chapter2

メイクで明るい気持ちになろう

魔法の習慣

No. 8 メイクを楽しむ

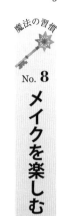

60代の女性にぜひ行なっていただきたいこと、それはメイクを楽しむことです。今年の夏に石垣島でフェイシャルエステを受けたのですが、エステティシャンが60代の方でした。

シルビアという化粧品店に併設のサロンで、オーナー兼エステティシャンの野原京子さんという方です。もう1人のエステティシャンも60代の方。お2人とも毎日元気にお客様にトリートメントをしています。

お2人とも元気で、肌もとてもおきれい。とても60代には見えません。

美の秘訣を伺ってみたところ、日に焼けないこと、毎日メイクをきちんとする、メイクはきちんと落とす、ということでした。**毎日メイクをして、気持ちのハリを保つことが大切なのでしょう。メイクをきちんとすると、気分がしゃきっとしますよね。**

また、気になるシミやくすみをなくしたいと思っても、お手入れで何とかするためにはお金も時間もかかりますが、メイクなら数分で隠すことができます。

ポイントメイクで目を大きく見せたり、唇の血行を良く見せるだけでも周りに与える印象が変わります。手軽に「おしゃれで素敵な女性」になることができます。

エステティシャンの私が言うのもなんですが、肌のお手入れよりもメイクの方が即効性があります。

以前は60代になるとメイクに時間をかけなくなる方が多かったそうですが、最近は、「いつまでも、ハツラツとした女性でいたい」と思われて、野原さんたちのようにメイクをしっかりされる60代が多くなっています。

美容への意欲も衰えていないことは、とても前向きで良いですね。

そして、せっかくメイクを行なうのでしたら、今の年齢にあった、もっとも魅力的に見える方法を取り入れましょう。

このチャプターでは、年齢とともに変わる顔立ちや肌の色にあわせて、メイクをするポイントを紹介します。ご自分にあった方法でメイクを楽しんでみてください。

魔法の習慣

No. 9

年齢とともにメイクも変えよう

年齢とともに肌や骨格は変わっていきます。

私のサロンでは顔の骨格矯正もしますので、多くの方の顔の骨格を見てきましたが、多くの場合、加齢とともに頬骨が広がり、頬が平らになります。

若い方は頬の一番高い部分が目の下あたりにあり、横を向くと、ふっくら見えますが、年齢とともに頬の一番高い部分がなくなり、全体的に平べったい印象になります。

そして、瞼、頬、口などが全体的に下に下がってしまいます。いわゆる、たるんだ印象になります。

メイクも顔立ちの変化に伴って変えていきましょう。

1・顔が平べったくなるので、ノーズシャドウで立体的にする

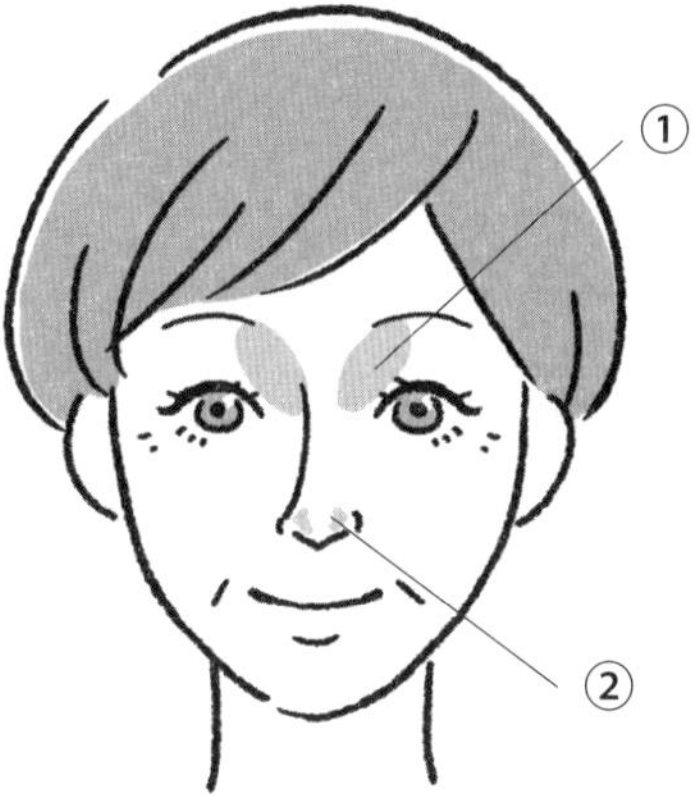

①眉頭から鼻の側面のラインに沿って少しずつ影をつけます。鼻の上から1／3程度までの長さでとどめます。1本ですっと描くよりは、少しずつ影をつけるように描いていったほうが自然に見えます。

②小鼻のくぼんでいる部分にも同じ色味をのせます。くぼみが深く見え、鼻に立体感がでます。

③鏡で顔全体をチェックしましょう。影が不自然な場合は、自然に見えるように指先で軽くぼかします。

2・チークは目の下あたりと頬の輪郭に

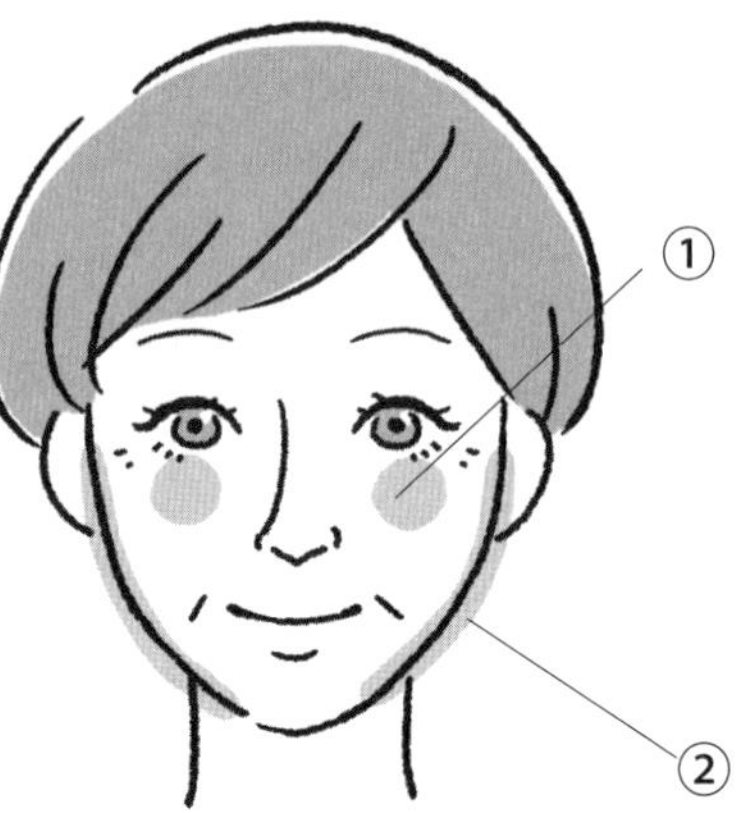

①オレンジの明るめの色を、頬骨の高い位置に小さめの円を描くように丸くふんわりと入れていきましょう。若々しいイメージになります。

円を大きくすると顔が大きく見えてしまうので気をつけてください。

②少し濃いめのブラウンを頬の輪郭に沿って軽く入れていきましょう。

頬の丸みが隠されてフェイスラインがすっきりします。

3・アイラインはブラウンかパープルを使う

アイラインの色は黒いと不自然に目立ってしまいますので、ブラウンかパープルがおすすめです。リキッドよりはペンシルかジェルタイプの方が自然に描くことができます。

①一筆で描くよりは、まつ毛の隙間を埋めるように入れていきます。

また、瞼が下がっていますので、軽く指で瞼を上げてまつ毛の隙間に入れましょう。

②目じりは少し上げて入れます。リフトアップして見えます。

①

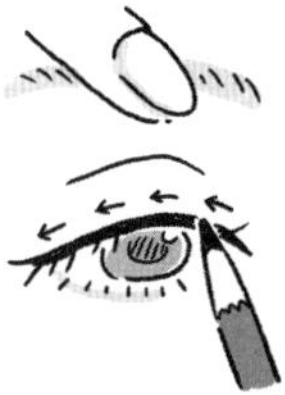

少しずつ、点で描くようにまつ毛の隙間を埋めます。
太く書くと不自然になるので、２ミリくらいを目安にしてください。

②

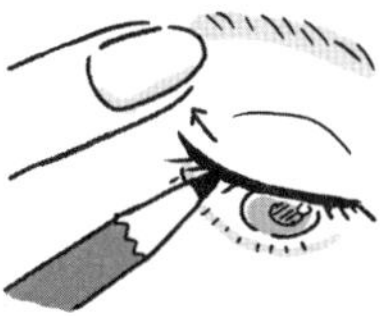

目じりを２ミリくらい伸ばします。

4・口紅は紅筆またはリップライナーで輪郭を描いてからリップを塗る

唇も年齢とともに薄くなります。そこで、紅筆やリップライナーで輪郭を描いてからリップを塗りましょう。

色はピンクやベージュがシニアの肌の色に合います。1本を毎日使うよりは、洋服やアクセサリーに合わせて色を変えても楽しいですね。

リップライナーの使い方

①上唇の山のラインを引き、次に下唇の真ん中あたりを引きます。
②最初に引いた真ん中のラインから端までを引いて、口角のスキマも丁寧に埋めます。
③引いたラインを内側に向かって、綿棒でぼかすと自然に仕上がります。（面倒でしたら省略しても可）
④口紅を塗ります。口紅をきちんと塗るだけでも印象は変わります。
また、口紅をきれいに塗っていると、他人の目線が顔の下半分にいきますので、

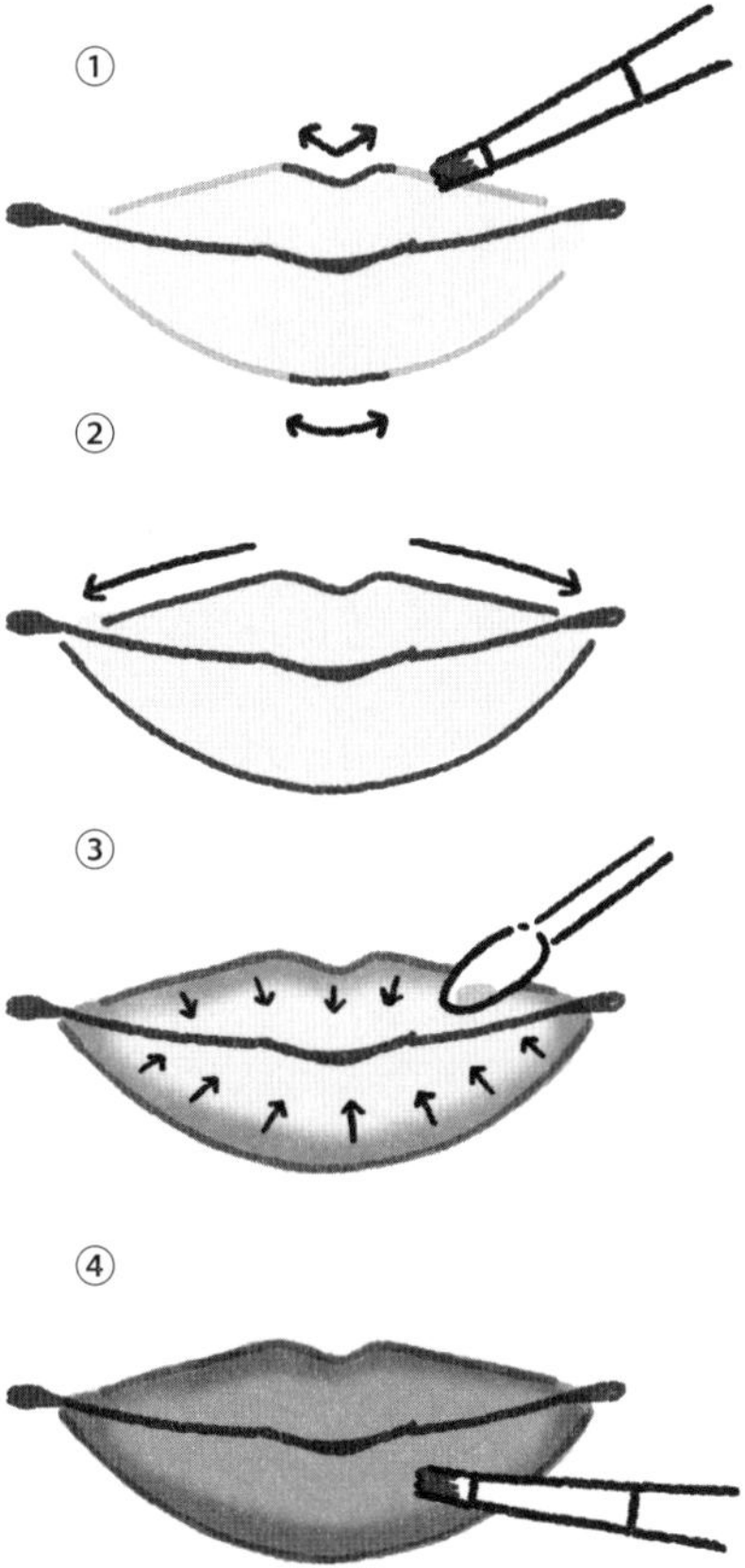

気になる目元のしわやたるみを目立たなくしてくれます。

魔法の習慣 No.10

年齢肌対策は化粧下地が大切

見た目の年齢を変えるためにはポイントメイクも重要ですが、肌作りも必要です。

肌の色は、年齢とともに、徐々にくすみが強くなり、やや茶色に近い黄色みがかった色へと変化します。

老化や紫外線によって肌のターンオーバーが乱れ、肌にメラニン色素が増加してしまうこと、また、肌が水分を保持する力がなくなってしまいますので、弾力が失われ、しわが増えることが大きな原因です。

シミ、毛穴、しわが気になると、ついついファンデーションを厚く塗りたくなりますが、**まずは下地で肌の色を整える**ことが大切です。ファンデーションのノリが良くなりますし、ＵＶカットの役割もあります。

下地は化粧下地、コントロールカラー、メイクアップベースなどと呼ばれます。

化粧下地はピンク、グリーン、ブルーなどがありますが、年齢とともに黄色にくすみがちな**60代の肌にはオレンジの下地が最適**です。肌の色を整えてくれますので、明るい印象になります。

また、CCクリームも下地としておすすめです。美容成分が入っていますので、肌への負担が少なくなります。CCクリームについては後で詳しく説明します。

下地を塗る上で大切なポイントは、下地を塗ったあと、3分くらいおいてなじませることです。そのあと、パウダーやファンデーションを塗ります。

少しでも水分が残っていると、パウダーがよれてしまいます。化粧崩れもしやすくなります。

年齢とともに肌の水分吸収力が落ちますので、3分以上しっかり待ちましょう。

私も、髪の毛をセットしたり、身支度をしたりと、他のことをして、下地が肌になじむのを待っています。

時間がないときは、ティッシュで顔全体を軽く押さえて、水分を吸収させて、化粧下地をなじませます。目安は肌がべたべたしないようになるまでです。

魔法の習慣

No.11

BBクリームとCCクリームを使いこなす

BBクリーム、CCクリームはオールインワン化粧品とも呼ばれているものです。美容液、下地、ファンデーション（BBのみ）の機能があるので、お手入れとメイクが一度にすむため、お使いの方も多いのではないでしょうか。

ところで、この2つがどう違うのかご存知ですか？

BBクリームとCCクリームの違いを知って、上手に使い分けましょう。

◆BBクリーム

「Blemish Balm」の略で、「傷や欠点を隠すための軟膏」という意味です。名前の通りカバー力に優れており、美容液、下地、ファンデーションの機能があります。

ファンデーションの機能もありますので、ニキビ跡、毛穴、シミを隠してくれます。**基礎化粧品で肌を整えた後は、「これ1本」でベースメイクが終わります。**ただし、伸びが悪く、べたつく感じがしますので、塗り過ぎると厚塗りに見えます。べたつき感が気になるのでしたら、塗った後に少し待ってなじませてから、フェイスパウダーを軽く塗って仕上げましょう。

肌のトラブルを隠したい方、メイクの手間を省きたい方におすすめです。

◆CCクリーム

「Color Control」の略で色を補正するという意味です。

美容液、下地の役割があります。肌の赤みやくすみを補正する働きがあり、肌をワントーン明るく見せてくれます。伸びも良く、ベタつくこともない軽めの着け心地です。**ナチュラルメイクを好む方におすすめ**です。

ファンデーションの役割はありません。カバー力もBBに比べると弱くなります。ナチュラルに仕上げたい方はCCだけでも十分ですが、カバー力を求める方はCCクリームの上からパウダーやファンデーションを塗るといいでしょう。

◆BBクリームとCCクリームを併用する

BBクリームのカバー力とCCクリームの肌を明るく見せてくれる機能を生かして両方使うこともおすすめです。両方とも美容成分が含まれていますので、肌にやさしいメイクができます。

まず、CCクリームを顔全体に塗ります。化粧下地として使います。3分くらいおいて肌になじませます。多く塗り過ぎたときは、ティッシュで軽くふきとりましょう。

そして、気になる部分、シミ、くすみ、ニキビ跡にBBクリームを塗ります。BBクリームをコンシーラーのように使います。

BBクリームをダブルで塗るので、必ずCCクリームを肌になじませてからBBクリームを塗りましょう。

◆基礎化粧品でのお手入れはきちんとする

BBクリームまたはCCクリームはオールインワンといわれていますが、だからといって、洗顔後にいきなり塗るのはやめましょう。

きちんと、ブースター、化粧水、美容液、クリーム、オイルなどを塗ってから、BBクリームまたはCCクリームを塗りましょう。

年齢とともに肌の水分保持力がなくなり硬くなっていますので、基礎化粧品でのお手入れをきちんとして、肌への潤いをしっかり与えることが大切です。

オールインワンだけを使い続けていると、肌が水分不足になり、水分を保持する力が失われてしまいます。 潤いや柔らかさがなくなってしまいます。

それではオールインワンの意味がないのではと感じるかもしれませんが、便利だから使うのではなく、美容成分が入った下地やファンデーションを使うことが、肌にとって負担にならないからおすすめするのです。

面倒な方は、ブースター化粧品と化粧水だけでもかまいませんので先に使用してください。

BBクリーム・CCクリームを上手に使って肌を美しく保ちましょう。

魔法の習慣

No.12 まつ毛美容液でまつ毛を長くする

年齢とともに変化するのは肌や骨格だけではありません。まつ毛も短く、少なくなってしまいます。

まつ毛が貧相になると、目の周りがぼやけた印象になり、目が小さく見えてしまいます。

まつげの減少はマスカラでも多少はカバーできますが、まつ毛自体を手軽に増やしたいのでしたら、まつ毛美容液がおすすめです。

まつ毛美容液とは、まつ毛を保護する成分と育毛成分が入っているもので、これをまつ毛に塗ることでまつ毛にハリをだし、長くすることができるものです。

有名なものですと、緑内障の治療でまつ毛が伸びたことで発見された育毛剤などがあります。これは医療品なので、眼科や美容外科で処方してもらえます。

この他にもドラッグストアやインターネット通販で購入できるような市販のものなど、最近は様々な種類があります。

私自身も市販のものを塗っていたところ、1か月くらいでまつ毛が増えて長くなりました。自分では気が付かなかったのですが、メイクの先生をしている方に言われて気が付きました。

お客様でも、眼科で処方してもらったまつ毛育毛剤を塗っていたら、2か月ほどでまつ毛が増えた方もいます。

個人差があると思いますが、1日2回程度塗ればいいだけですので、まつ毛にお悩みの方は試してみる価値があると思います。

ただし、毛の生え変わりには周期がありますので、効果を感じるまでは1〜3か月かかります。気長に使いましょう。

市販のものは、海外製よりも国内製のものが安全です。目の周りにつけるものですので、多少お値段が高くても、信頼のできる日本のメーカーが安心です。また、

センブリエキス・オウゴンエキスなどの育毛成分の入ったものを選びましょう。

魔法の習慣

No.13

拡大鏡を使う

老眼になると細かいものが見えなくなり、メイクをするときに困るという声をよく聞きます。

そのような方に役に立つ、お助けアイテムがあります。拡大鏡です。

もちろん、ルーペなどの方ではなく、鏡の方です。

スタンドタイプが見やすく使いやすいのでおすすめです。スタンドタイプの拡大鏡の倍率は3倍、5倍が手に入れやすいのですが、ポイントメイク用は5倍がおすすめです。全体を見るときには3倍でもよいのですが、細かい部分は5倍のほうが見やすくなります。また、外出先などでメイク直しをする場合は、10倍のコンパクトミラーが便利です。

メイクが終わって眼鏡をかけてみたらファンデーションがムラだらけだった、チークが濃過ぎた、アイラインや眉毛がうまく描けていなかったなどのお悩みが解消できますよ。

また、LEDのライト付きもあります。ライトが付いていると、さらに見やすくなります。女優ミラーやハリウッドミラーと呼ばれているものです。

これは、女優さんやハリウッドスターがメイクをするときに使っている、照明付きドレッサーが名前の由来となっています。ハリウッド女優の気分でメイクができますね。

見え過ぎてがっかりしてしまうという方もいますが、他の人はあなたの顔の細かいところまでは目に入りません。

細かいことは気にしないで、「よく見えて便利ね」くらいの気持ちで使ってみましょう。こんなところにシミが増えているわと思ったら、コンシーラーで隠せばいいのです。

メイク後の顔全体の印象が大切ですので、拡大鏡で細かい部分のメイクをしながら、普通の鏡で全体のバランスもチェックしましょう。

POINT

- □毎日メイクとおしゃれをしよう
- □メイクで顔を立体的にする
- □オレンジ色の化粧下地を取り入れよう
- □CCクリームを下地、BBクリームをコンシーラーとして使う
- □まつ毛美容液でまつ毛を増やそう
- □拡大鏡を使えばメイクがずっと楽になる

Chapter3

心が輝く
肌と髪のお手入れ

魔法の習慣

No.14

60代からこそ肌のお手入れ方法を効果的に

前のチャプターでは60代向けのメイク方法についてご紹介しましたが、肌が潤っていると、メイクのノリが良くなりますので、併せて肌のお手入れを行なうことでさらに美しくなることができます。**素肌がきれいだと若々しくも見えますよね。**

ところで、なぜ年齢を重ねるにつれて、肌のお悩みは増えてしまうのでしょうか？それは女性ホルモンが大きく関係しています。女性ホルモンのエストロゲンには、ヒアルロン酸や、コラーゲンの分泌を促す作用がありますので、エストロゲンが十分に分泌されていると肌の乾燥やしわを防ぎ、ハリ、弾力を保つことができます。美肌作りには女性ホルモンが大切な役割を果たしているのです。

しかし、女性ホルモンは閉経前を境に分泌が減っていきます。そして、個人差がありますが、60代になると分泌は限りなくゼロに近くなってしまいます。

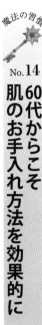

閉経により、今まで肌を守ってくれていたエストロゲンの分泌がなくなってしまうと、乾燥しやすくなり、肌の弾力がなくなります。そして、しわ、くすみ、たるみ、シミ、毛穴、乾燥などのお悩みが増えてきます。また、肌の免疫力も落ちますので、かぶれ、かゆみがでやすくなるのです。

ですので、これまでと同じお手入れをしていては、肌を美しく保つことが難しくなります。

そうはいいましても、60歳を過ぎても肌が若々しい方もいます。**きちんとお手入れをしていくと、肌のトラブルを少なくしつつ、美肌を保つこともできる**のです。

60代ともなると、食事、生活習慣、お手入れ、メイクなどで、見た目の年齢は大きく違ってしまいます。食事や生活習慣に気を付けて、きちんとお手入れをして、きれいを保つことが大切になってきます。

「今さら」「わたしなんか」と思うことが老化の始まりです。「今こそ」と思い、顔のお手入れ方法も効果的な方法に変えていきましょう。

魔法の習慣

No.15 お手入れ方法やお化粧品を見直して肌の総合点を上げる

美肌の条件は「う、な、は、だ、け」です。

・う：潤い
・な：なめらかさ
・は：ハリ
・だ：弾力
・け：血色

これが揃っている肌は、多少他の問題を抱えていても美しく見えます。エステサロンではお客様の肌をお手入れして、うなはだけが整った肌に改善していきます。ほうれい線やしわなどが気になると、ついついそのトラブルばかり気にしてしま

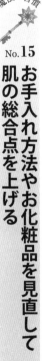

いますが、**まずは「うなはだけ」を整えて、肌自体の総合点を上げていきましょう。**

◆お手入れの基本

1・お手入れの基本を守る

肌のお手入れの基本は、きちんと落とす、落とし過ぎない、刺激を与えない、保湿成分を補う、肌の表面の乾燥を防ぐことです。これが守られていないと肌に刺激が加わってしまい、美しい肌を保つことは難しくなります。

2・肌に刺激を与えないため「指の力を抜く」

肌への刺激は、しわ、シミ、くすみの原因になります。紫外線にあたったときと同じような状態になるため、奥のメラノサイトが刺激され、シミができたり、くすんだりしてしまうのです。

肌に触れる強さの目安は「肌の表面が動かないこと」です。エステティシャンはフェイシャルコースでは、お客様の肌の表面が動かないようにお手入れをしています。

３・スポンジやブラシは清潔なものを使う

お手入れやメイクで使うスポンジ、パフ、ブラシは清潔なものを使いましょう。できれば毎日洗ってください。お手入れやメイクの後に、すぐ洗うことを習慣にすると良いでしょう。

４・美肌は自分で作ることを意識する

ダイエットでは毎日の食事や運動が大切になります。美肌作りにも毎日のお手入れが大切になります。

たとえば、エステに通っていても、月に1回通っているとしたら、1か月を30日とすると、残りの29日は自分でお手入れすることになります。特別なケアをしているから安心というわけにはいきません。

これらのことを意識して、これからご紹介する肌のお手入れを行なってみてください。

魔法の習慣

No.16 肌のお手入れ方法① 基本の洗顔

お手入れの基本の中で、まずは、「きちんと落とす、落とし過ぎない」ための洗顔方法についてご紹介します。

1・クレンジング

クレンジングの基本は、「メイクや汚れは落とすけれど、肌の潤い成分は落とさない」です。

60代になると皮脂の分泌が少なくなります。洗い過ぎると乾燥しやすくなり、肌が硬くなってしまいます。

そのため、メイク落としはクレンジングだけにしましょう。クレンジングの後に洗顔も行なうと、60代の肌にとっては、落とし過ぎになってしまいます。

クレンジングの仕方

1 クレンジング剤を多めにとり肌全体になじませる

中指と薬指の腹で、下から上にくるくると円を描くようになでて落としましょう。
この時、肌の表面が動かない程度の力で行なってください。

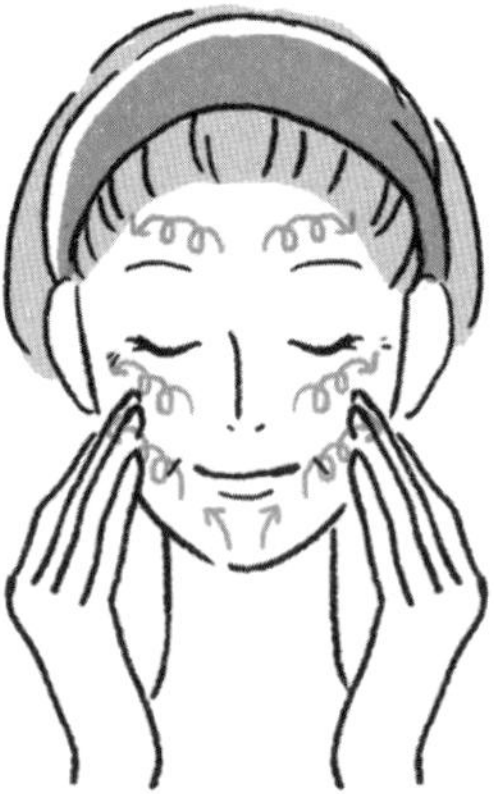

※クレンジングは、ジェルかクリームを使いましょう。オイルクレンジングはおすすめできません。界面活性剤の量が多いため、落とす力が大きく、肌に負担がかかります。

※アイメイクをしている方は、まず初めに、コットンにクレンジング剤を含ませて、やさしくふき取り、きちんと落としましょう。
メイクが残っていると色素沈着や肌荒れの原因となります。

2 クレンジングを丸スポンジで拭き取る

丸スポンジとは、クレンジング、洗顔、オイルマッサージの後などの拭き取りに使うプロ用のお手入れ道具です。ネットショップでも入手できます。

丸スポンジを使うことで指よりも優しく落とすことができます。

水でぬらして軽く絞ってから使いましょう。

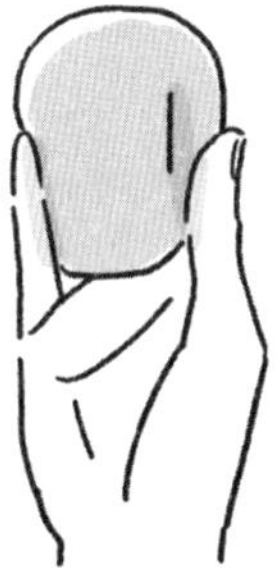

※丸スポンジが手に入らない方や面倒な方は、コットン、ティッシュなどでも代用できます。
ティッシュなら１枚ずつたたんで濡らして拭き取ります。コットンも濡らして拭き取ります。汚れたら捨てて、１回のクレンジングや洗顔で５枚から10枚くらい使うことを目安にしてみてください。

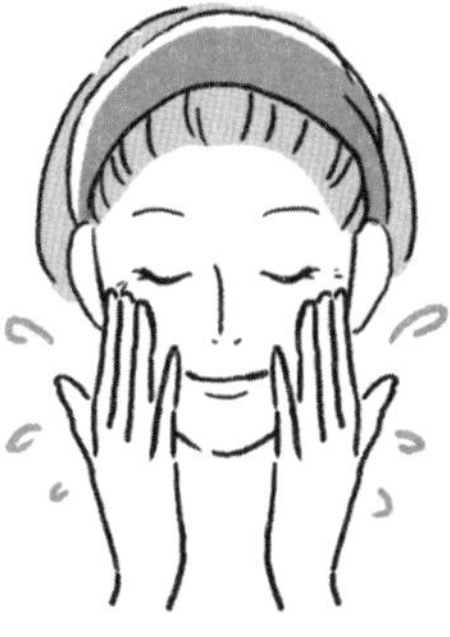

3 全体的にクレンジングを拭き取ることができたら、お湯（40度くらい）で軽く流す

4 最後にタオルで拭くときも、やさしく肌をおさえるように拭く

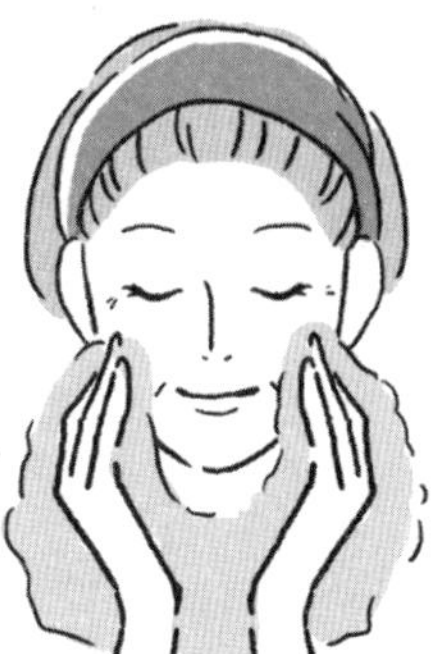

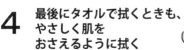

メイクをしていない日でも、日焼け止めを塗っているときは、クレンジングをしましょう。メイクも日焼け止めも塗っていないときは、次にご紹介する「朝の洗顔」を行なってください。

2・朝の洗顔

洗顔もクレンジングと同様に、こすらないようにすることが大切です。洗う時も流す時も指の力を抜いて、肌に刺激を与えないようにします。

洗顔料、石けんをよく泡立てて、泡でやさしく洗います。洗顔ネットを使って泡立てたり、泡ででるポンプに入っているものを使うと便利です。

お湯で洗い流すときも、指でごしごしこすらないで、やさしく洗い流します。温度はクレンジングと同様に40度くらいです。

タオルで拭くときはやさしく肌をおさえるようにというのもクレンジングと同じです。

以上で洗顔は終了です。次は保湿の面から見ていきましょう。

魔法の習慣

No.17

肌のお手入れ方法②徹底的に保湿する

60代からは肌を保湿し乾燥させないようにすることが、「うなはだけ」を整えるためにとても重要です。

年を重ねるとともに肌が水分を吸収する力と保持する力が弱くなっていきます。化粧水を多く塗っても、肌自体が潤いにくいため、なかなか浸透してくれません。せっかくの有効成分が届かないと、肌が水分を保持する力も失われ、乾燥してしまいます。60代は、お手入れ方法を工夫して、肌にしっかり水分を届けることが大切になります。そうしますと、肌自体の水分保持力を高めることにつながります。

そこで、肌自体の保水力を高めるためのお手入れの方法についてご説明します。

1・化粧水の前にブースター化粧品を使う

「ブースター化粧品」とは、洗顔後、化粧水をつける前に、肌につける化粧品です。

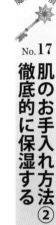

60代の肌は皮脂や水分が減ってきますので表面が硬くなっています。硬いまま化粧水をつけても、なかなか浸透しません。そこで、ブースターで肌を柔らかくすることが必要なのです。ブースターを使うとダメージを受けた肌への化粧品の浸透が違います。60代からはブースターを使うことを習慣にしましょう。

ブースター化粧品まで買っている余裕はないわという方は、お持ちの美容液を使っても良いでしょう。その場合は、洗顔後まず美容液を塗って肌を柔らかくします。そして、化粧水をつけて、再び美容液を塗るようにしてください。

【おすすめのブースター】

美容原液

コラーゲン、プラセンタ、プロテオグリカンなどの、保湿と抗酸化作用の高い美容エキスの原液をブースターとして使います。年齢肌におすすめです。

ここ数年は各メーカーからもブースター化粧品が販売されています。

ブースター化粧品には、落としきれなかった汚れを落とす効果をねらったものもありますが、若い方のニキビ肌には効果的でも、60代には向いていません。潤いを与えるためのブースター化粧品を選びましょう。

オイル

ホホバオイル、アルガンオイル、スクワランオイルがおすすめです。肌に浸透しやすく、潤いを与えます。

ホホバは比較的安価に手に入れられます。

どのオイルを選ぶにしても、１００％ピュアオイルを必ず使ってください。不純物が入ると酸化しやすいので、肌を傷めることになってしまいます。

2・基礎化粧品の最後にオイルを塗る

クリームの代わりに、オイルを使うオイル美容をしている方もいらっしゃると思います。肌が硬くなりがちな60代には特におすすめです。

私の体験なのですが、50代に入り肌の潤いがなくなったと実感してきました。40代の頃はクリームを使わずとも、化粧水と美容液で十分でしたが、それだけでは肌が乾燥気味になり、毛穴も目立ってきました。

そこで、仕事の関係で高価なクリームのサンプルをよくいただくので、いろいろ使ってみましたがなかなか改善が感じられませんでした。

結局、一番効果を感じたのが、今までブースターとして使っていたアルガンオイルでした。

最後にクリームの代わりにアルガンオイルを塗ると、肌の潤いが保たれます。寝る前にも塗ると、翌朝しっとりしています。

ちなみに、50代以降はブースターには、ヒト幹細胞培養液のエッセンスを使っています。

3・睡眠中も保湿する

睡眠中は成長ホルモンが分泌されます。成長ホルモンには血行を良くして肌の老廃物を取り除き、肌のターンオーバーを正常化する働きがあります。

ここ数年、睡眠前に塗って寝る睡眠パックやクリームを使う方が増えています。普段、肌のお手入れに時間がかけられない、子育てや仕事に忙しい30代に人気だそうですが、60代にとってもぜひ取り入れたいお手入れ方法です。

私も睡眠前に塗るパックを使ったところ、翌朝起きたときに肌がとても潤っていてびっくりしました。

睡眠中のパックをわざわざ買う必要もなく、お使いのクリームやオイルを寝る前に多めに塗るだけでも、翌朝効果を実感できます。

特に冬は睡眠中に肌が乾燥します。加湿器をつけておくことと、寝る前にオイルやクリームを塗ることを習慣にしてみてください。ここでもオイルはホホバ、スクワラン、アルガンの100%ピュアオイルがおすすめです。

また、60代を過ぎると、睡眠が浅くなり、夜中に目が覚めてしまうことや、朝早く目が覚めてしまうことが多くなります。質の良い睡眠をとることは、美肌にとっても大切なことになります。

別項で生活のリズムを整えて、良質の睡眠をとる習慣を紹介しているので参考にしてください。

4・シートパックは3分

シートパックはお手軽に特別なケアができますので、使っている方も多いと思います。

ただし、使い方に注意してください。長く肌に置いていると、シートが乾燥して、肌の水分を奪い、肌が乾燥することになってしまいます。

パックの使い方案内に「10分くらい置いたままにしてください」と書かれていても、60代は肌の水分が少なくなっていますので、10分も置いていたら、肌が乾燥してしまいます。

お風呂の湯船につかっているときに使う方も、蒸気で乾燥しにくくはなっているので、3分以上置いておいてもよいのですが、様子を見ながら使ってください。

また、シートパック後は、必ずクリームやオイルを塗って保湿してください。

魔法の習慣

No.18

オイルフェイシャルマッサージでくすみ知らずに！

基本のお手入れでとても便利に活躍してくれるオイルですが、顔のオイルマッサージにも使えます。毎日の習慣にしてみましょう。

自宅で、簡単にできる方法を紹介します。5分ほどで終わります。

顔のマッサージにはいろいろな方法があり、それぞれの効能がありますが、今回ご紹介するマッサージは、顔全体の血流を良くすることを目的としています。ソフトに顔の表面をさすることによって、毛細血管を刺激して、血流を良くします。

ご自分でマッサージをすると、シミやしわの原因になることがありますが、このマッサージはソフトタッチですので、トラブルを引き起こすことはありません。

毎日少しずつ行なうと、顔の血流を良くし、毛細血管の働きを助けるため、顔に栄養が届き皮膚に弾力がでてきます。また、血色が良くなるため、くすみがとれます。デコルテもマッサージしますので、気になる首のしわのケアにもなりますよ。

顔のオイルマッサージ1　デコルテリンパマッサージ

・準備

５００円玉くらいの量のオイルを手に取り、顔に塗ります。さらに同じ量を取って、首とデコルテに塗ります。

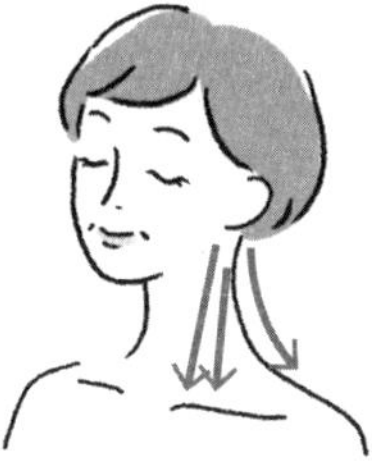

1 耳たぶの下（耳下腺）から鎖骨に向かって、指で軽くさすってリンパを流す

右側は左手を、左側は右手を使います。

※主に中指を使い、人差し指、薬指、小指は軽く添えます。指の力をぬいて、軽くさする程度にしましょう。

2 鎖骨の上を指で骨をなぞるように、内側から外側へ流す

首筋も軽くさすります。

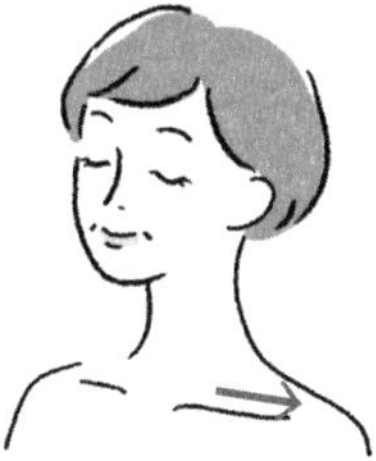

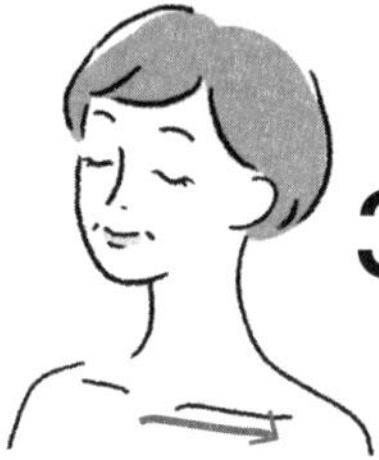

3 鎖骨の下を指で骨をなぞるように、内側から外側へ流し、最後は脇の下へ流す

顔のオイルマッサージ2　フェイスマッサージ

1 **親指の腹をあごにあてて、あごのラインに沿って耳に向かって流す**

6回行なってください。

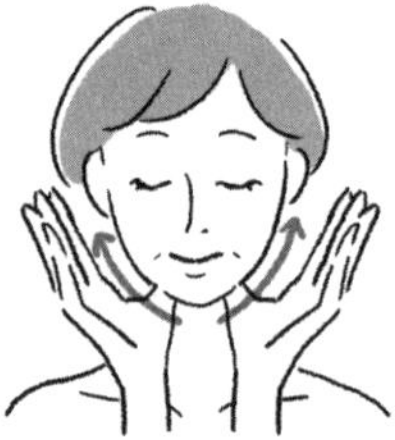

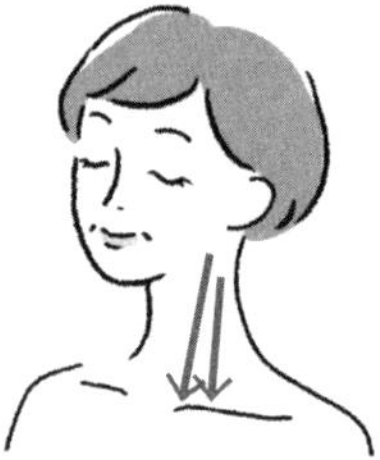

2 **耳たぶの下（耳下腺）から鎖骨に向かって、指で軽くさすってリンパを流す**

6回行なってください。

3 **手の平全体であごからおでこに向かって、頬全体を軽くさする**

6回行なってください。

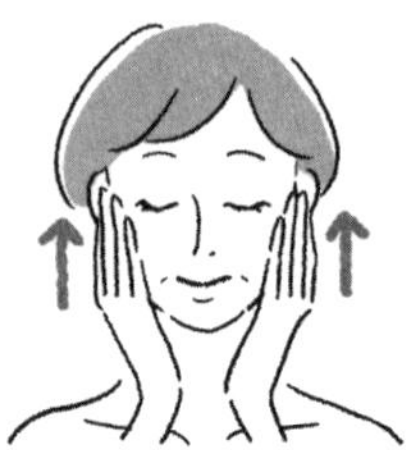

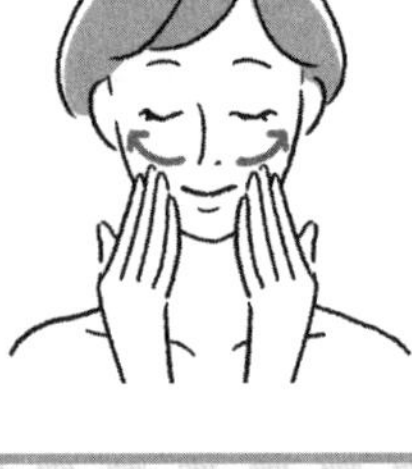

4 **中指で頬骨の下を内側から耳に向かってさする**

骨に沿ってさするとよいでしょう。6回行なってください。

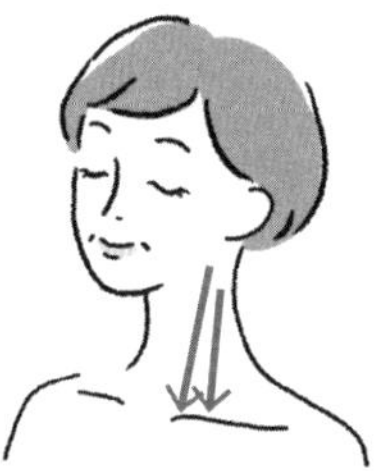

5 耳たぶの下（耳下腺）から鎖骨に向かって、指で軽くさすってリンパを流す

6回行なってください。

6 眉の下を外側から内側に向かって、中指でさする

ここだけは少し強めに行ないましょう。

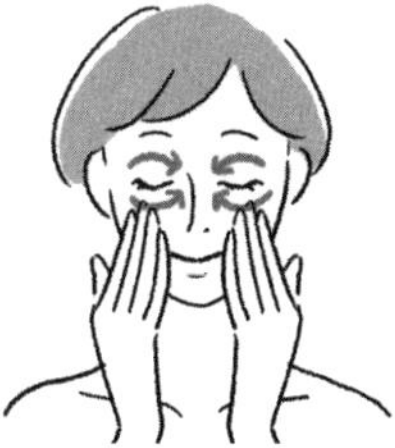

7 目の下も外側から内側に向かって、中指でさする

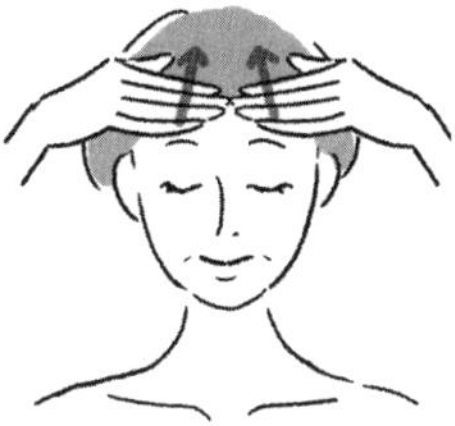

8 4本の指でおでこを下から上にさする

眉の上から髪の毛の生え際に向かってさすりましょう。
6回行なってください。

魔法の習慣

No.19 しわ、たるみ、むくみ、ほうれい線を顔のヨガで予防する

60代の大きな肌の悩みは、しわ、たるみ、むくみ、ほうれい線などですよね。

それらを予防するためにおすすめなのが「顔のヨガ」です。

顔のヨガは顔の筋肉アップにとても効果的です。筋肉を鍛えることで肌に弾力がでてきます。また、血流が良くなりますので、くすみ、むくみもすっきりします。肌の細胞を活性化しますので、しわ、シミの予防にもなります。

筋肉を鍛えないまま肌のお手入れだけしていても、たるみ、むくみ、ほうれい線を根本的に解決することはできません。ハリのある若々しい肌への近道は、肌をきちんとお手入れすることと、顔の筋肉を動かすことです。

ただし、顔が乾燥しているときに行なうとしわがよりやすいので、顔の保湿をしっかりしてから行なってください。オイルマッサージをした後に行なうとよいでしょう。「オイルマッサージ→顔のエクササイズ」を習慣にすることがおすすめです。

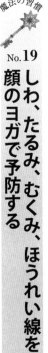

1・目の上のたるみをとるポーズ

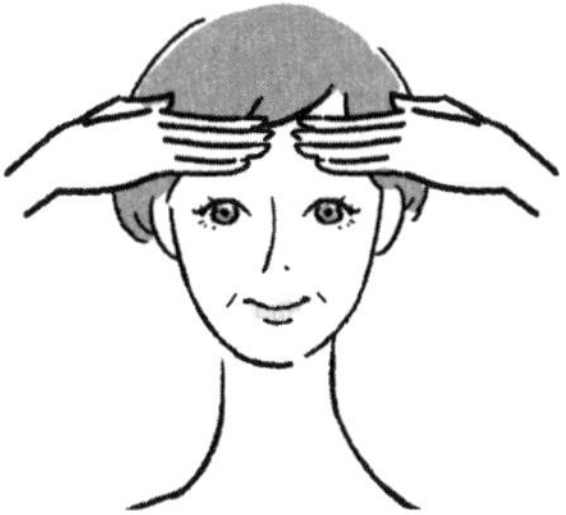

1 額が動かないようにしっかりおさえる

しわが寄らないようにしてください。

2 目を見開く

上下左右にぱっと見開くようにします。

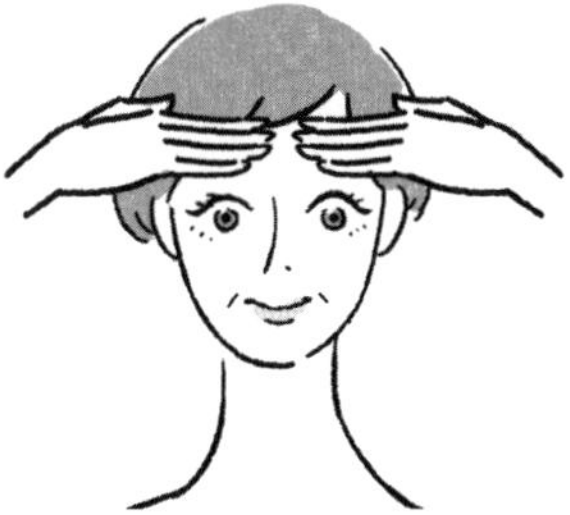

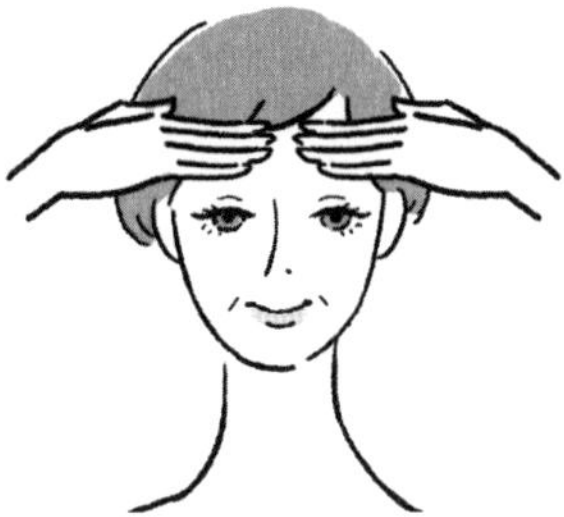

3 目を細める

遠くのものを見るような目の形です。

4 2．3を繰り返す

6回行なってください。

2・顔の筋肉全体を動かすポーズ

1 **鼻から息を吸いながら顔全体中心によせて、ぎゅっと小さくし、口は前に突き出す**

10秒キープします。

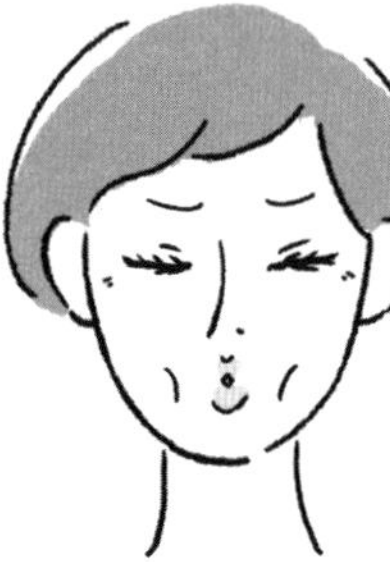

2 **口から息を吐きながら、ぱっと目を見開いて口をあけて、顔を広げる**

10秒キープしてください。

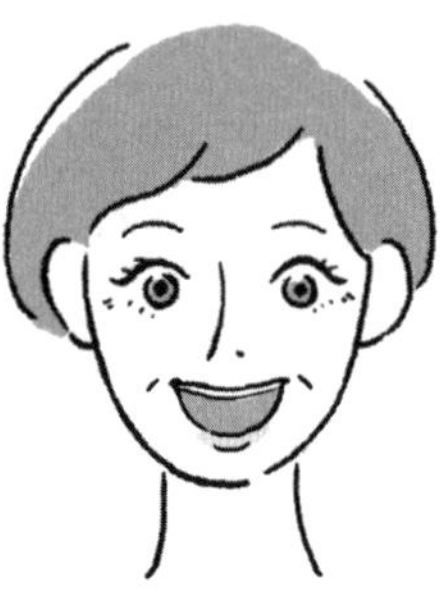

魔法の習慣

No.20

薄毛とたるみの予防は頭皮マッサージで

顔のたるみは頭皮が硬くなることも原因のひとつです。

また、閉経後は女性ホルモンが少なくなりますので、頭皮が硬くなり、薄毛になりがちです。

毎日少しずつでも頭皮をほぐしていきましょう。シャンプーを行なうときにしても結構です。

頭皮のマッサージを紹介しますので日常に取り入れてみてください。

頭皮のマッサージ

1

両手の５本指を頭の上からつかむように置く
親指を軸にして、残りの４本指を回して頭皮をほぐす
頭皮を骨からはがすように、ゆっくりほぐす

１か所３回転くらいして、少し頭の外側に向かい３回転して、さらに下に下がって３回転、３か所か４か所で行ないます。最後に耳の上で３回転します。

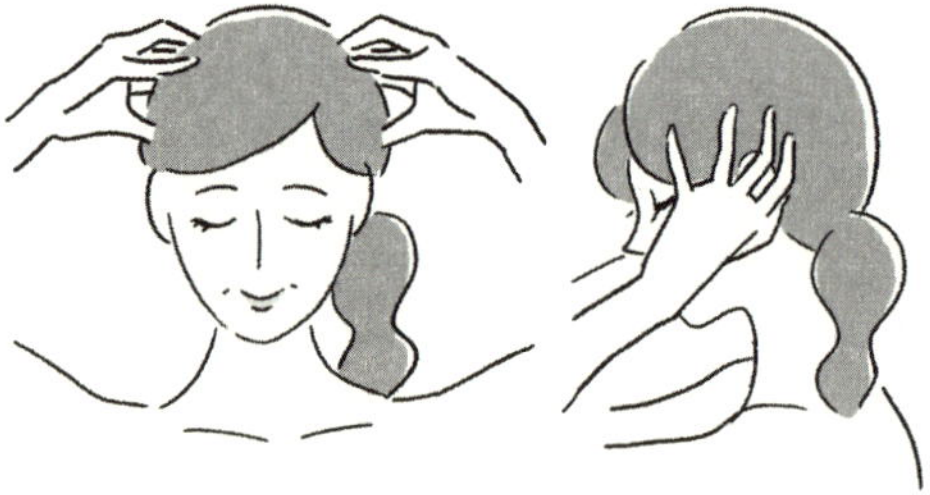

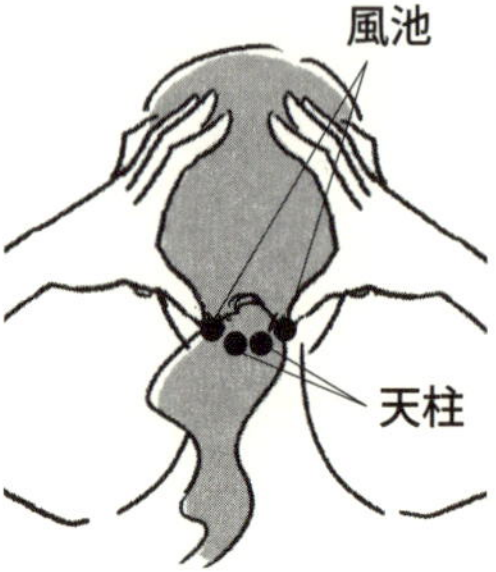

2 **首の後ろの髪のはえぎわにある天柱というつぼに両方の親指を当てて少し上を向く**

3 **天柱の少し外側にある風池というつぼも親指を当てて少し上を向く**

魔法の習慣

No.21

週に1回のスペシャルケアを取り入れよう

エステサロンに行くと、肌が生まれ変わったようにきれいになりますね。

やはり肌は手間をかけてあげるとぐっと調子が良くなります。

高価なエステサロンでのお手入れが自宅でもできる、スペシャルケアをご紹介します。

といいましても、これまでご紹介してきたいつものお手入れに、美顔器でのケアと角質ケアを追加するだけなので難しくはありません。ぜひやってみてください。

まず、美顔器についてですが、たくさんホームケア用の美顔器が売られていますが、60代の方には、エレクトロポレーション効果のある美顔器がおすすめです。

エレクトロポレーションはイオン導入よりも肌の奥まで美容成分を届けることができます。美容液を肌の奥まで届けてくれますので、肌の再生効果が高くなります。

私のサロンでも、エレクトロポレーションの美顔器を使ったお手入れは、肌が美容成分を含んでぷるぷるになり、効果を実感しやすいのでとても人気です。

10年くらい前までは、クリニックやエステサロンでしかできず、1回の施術も高価でしたが、5年くらい前から、技術の発達により、家庭用の美顔器として販売されるようになりました。

ホームケア用のものでも、価格帯はいろいろあります。エレクトロポレーションの機能のほかに、ラジオ波、EMS、低周波、高周波、LEDの機能が付いた複合機になっています。

価格は高いから良いとも、低いから悪いとも言えませんが、販売元が日本の会社のものでしたら、比較的安心して購入できると思います。1万円以下の商品もありますので、いろいろ検討してみてください。

美顔器の使用方法は基本的に使用説明書に従ってお使いください。

注意していただきたい点は、肌に強く当てないようにすることです。導入の美容液はたっぷり使って、肌がこすれないようにしましょう。お手入れの基本である、「肌に刺激を与えない」ということは、美顔器を使う際にも大切です。

次に角質ケアですが、市販の角質ケア化粧品は日常使いすると角質の取り過ぎで肌のターンオーバーに悪影響を及ぼす場合はありますが、週に1度または2週間に1度くらいでしたら、自力でのターンオーバーが緩やかになってきた60代には効果的です。

角質ケア化粧品はいろいろな種類が販売されていますが、敏感肌用で刺激が少ないもの、できればフルーツ酸を使っていないものがおすすめです。

こちらも価格が高ければ良いというものではなく、刺激が少なく、古い角質だけを落とすものを選びましょう。私自身もいろいろ試してみたのですが、ジェルタイプのものが肌に負担が少ないようです。スクラブなどのツブツブの入っているものは、肌には刺激が強いので避けましょう。

また、肌が荒れているときや赤味がでているときは使わない、使い方をよく読んで使う、ということも重要です。肌の状態によっては、角質ケアはお休みしてください。

スペシャルケアは、1週間か2週間に1回を目安に行います。最低でも1か月に

1回は行ないましょう。

ただし、逆にやり過ぎると、オーバートリートメントとなり、肌に負担がかかりますのでほどほどに、という気持ちで行なってみてください。

それでは、準備するものと順番を紹介しますので、スペシャルケアを行なってみましょう。

◆スペシャルケアの準備

・クレンジング（または洗顔料）
・角質ケア化粧品（ピーリングジェル）
・パック（シートパックでも可）
・フェイシャルスポンジ1枚、またはティッシュかコットン
・オイル（ホホバ、スクワラン、アルガンがおすすめ）
・美顔器（美容液導入、エレクトロポレーション）
・美顔器用の美容液

◆スペシャルケアの順番

0.デコルテリンパマッサージ……準備のために行ないます　P65参照
1.クレンジング……………ノーメイクの場合は洗顔でも可　P56・57参照
2.角質ケア…………………ピーリングジェルを使用しましょう　P75参照
3.美顔器を使ったお手入れ……P73参照
4.オイルマッサージ…………P66・67参照
4.パック……………………保湿や美白パックをします　P63参照
5.仕上げ……………………化粧水とクリームまたはオイルをぬります

以上です。

60代からでも、肌は手間をかければ応えてくれますので、70代、80代になっても若々しく見えるよう、今日から肌のお手入れを始めてみてくださいね。

魔法の習慣

No.22 美しい髪のための毎日のケア

髪も年齢とともに、白髪になったり、こしがなくなったり、ボリュームが少なくなり地肌が見えてきたりと、気になることが増えてきますね。

30代を過ぎた頃から、髪の老化は始まるといわれています。艶や、こしがなくなり、若い時は髪がまっすぐだった方も、うねりがでるようになります。

さらに、50代くらいから、急に抜け毛が多くなり、ボリュームが少なくなってきます。

その主な原因も、閉経による女性ホルモンの減少です。

頭皮を守ってくれていた女性ホルモンが減少すると、血流が悪くなり、毛根に栄養が行き届かなくなります。新しく生えてくる髪が成長しにくくなり、抜け毛も増えてしまうのです。

髪の毛の老化防止も、肌と同じように、頭皮のお手入れをきちんとすることが大切です。

といっても特別なことではなく、大事なことは肌と同じで、

- きちんと落とす
- 落とし過ぎない
- 潤いを与える
- 血流を良くする

ということです。

顔の肌と同じように、髪も日々のお手入れで老化を防止することができます。老化を防止する髪のお手入れ習慣を紹介します。

◆髪のお手入れ習慣

1・シャンプーの前にブラッシング

シャンプーの前に軽くブラッシングをして、血流を良くします。汚れや抜け毛も落とせます。

もし頭皮の乾燥が気になるようでしたら、この段階かシャンプー後に、オイルケアを行なうこともおすすめです。

シャンプー前に行なうのでしたら、オイルの量の目安は１００円玉くらいです。マッサージをしながらもみこむと、頭皮と髪の毛全体に適度にオイルをつけることができます。

そのままタオルを巻いて5分くらい置きます。その間に、湯船に入ったり、身体を洗ったりしてもいいですね。頭皮の汚れが取れやすくなりますし、髪の毛や頭皮に潤いを与えてくれます。

2・シャンプーを付ける前に、お湯で予洗いする

シャンプー剤は使い過ぎると髪の潤いを落とし過ぎてしまいます。まずはお湯できれいに洗いましょう。

地肌をマッサージするように洗うと、血流も良くなりますので、一石二鳥です。

3・シャンプー剤は毛のスタイリング剤を落とすために使う

お湯洗いで皮脂やほこりなどの汚れはほぼ落ちます。ですので、シャンプーで地肌を洗うと落とし過ぎになってしまいます。

シャンプーは髪の毛につけたオイルやムースなどを洗い流すために使うつもりで、毛の部分だけにつけるようにしましょう。

4・毎日トリートメントを使って髪に潤いを与える

一般的に、リンスは髪の表面を滑らかにするだけなので、内部まで浸透し傷みを修復するトリートメントやコンディショナーを使いましょう。

トリートメントまたはコンディショナーを付けたら、3～5分くらいはそのまま置いて髪の毛に浸透させ、その後に流します。

5・頭皮用の化粧水やローションまたはオイルを使う

頭皮のかゆみやふけが気になる方は、ドライヤーの前に頭皮を保湿するための化粧水やローションを使うこともおすすめです。ドラッグストアでも手に入ります。

頭皮も肌と一緒ですので、年齢とともに肌の保湿力が減っていきます。保湿が大切です。肌のお手入れで紹介したオイルを使ってもよいでしょう。この段階でオイルを使用するのでしたら、１円玉くらいの量を手に取り、頭皮をマッサージしながらもみこみましょう。髪の毛にも適度に付けることができます。

6・ドライヤーを使うときは地肌に刺激を与えないようにする

高温のドライヤーの風を当てると地肌は乾燥してしまいます。また、高温の風を近くから当てると髪の毛も傷めてしまいます。

そのため、髪の毛を乾かす前にまずタオルでよく拭いて、タオルドライをしましょう。そして、頭皮から20～30センチ以上離してドライヤーの風を当てます。

また、温風である程度乾かしたら、冷風も使って乾かしましょう。夏は冷風でも十分に乾きます。冬は寒くない程度に冷風を使ってください。

7・頭皮マッサージをする

別の項で紹介している頭皮マッサージは頭皮を健やかに保つ効果もあります。また、髪の毛の予洗いのときにマッサージするように行なうと、一石二鳥です。

8・スタイリング剤もオイルがおすすめ

朝のスタイリングにもオイルが役に立ちます。

ブラッシングのまえに、1円玉くらいから100円玉くらい、髪の長さに合わせて、適量を手に取って軽く全体に付けてください。

ブラッシングの刺激から髪の毛を守ってくれます。髪の毛全体もしっとりします。

年齢とともに髪の毛も乾燥してしまいますので、オイルで潤いを与えます。

また、パサついた髪の毛にはつばきオイル入りのヘアクリームもおすすめです。ムースやスタイリング剤よりも髪の毛に潤いを与えてくれます。オイルよりもさらにしっとりします。

ご自分の髪の毛が乾燥しているなと感じる方は、ぜひ試してみてください。

魔法の習慣

No.23

白髪のケアはヘナがおすすめ

60代になると白髪もだいぶ増えてしまいますので、美容院やご自宅で染めているという方も多いことでしょう。

ただ、髪の毛を染めることは、髪や頭皮にとって負担になってしまいます。美容院で行なった方が頭皮への刺激が少なくてすみますし、染めむらもなくきれいに仕上がりますのでおすすめです。

美容師さんに伺うと、美容院で使っている毛染め剤は市販のものより刺激が弱いそうです。市販のものは、自宅でもしっかり染まるようにするため、薬剤も強いものを使っているのです。

そうはいっても、生えぎわの白髪が気になってきた程度で美容院に行っていては出費がかさんでしまいます。

そこで、ご自宅で染めるのでしたら、多少高くても、トリートメント剤配合のものがおすすめです。また、髪や頭皮への刺激を極力抑えたい方へのおすすめは、**ヘナカラー**です。

ヘナとはヘナの木の葉を粉末にしたもので、100パーセント天然の成分でできています。髪や頭皮にダメージを与えません。髪の毛をコーティングする効果もありますのでさらさらになります。頭皮の汚れも落としてくれますので、頭皮のデトックスになります。

ヘナを使用する場合は、きちんとしたハーブから作られたものを使いましょう。製品によってはジアミンという刺激の強い化学染料が含まれている場合がありますので、買うときには、ジアミンが入っていないか成分をチェックしてみてください。

白髪を身体の中から防ぐことも重要です。

黒ごまが効果的です。私は毎日お味噌汁に大さじ1杯入れて食べていますので、そのせいもあり、50歳を過ぎても白髪がありません。

また、老化予防に気を付けていると、白髪を予防する効果もありますよ。

魔法の習慣

No.24 60代におすすめのヘアスタイルとウィッグ活用術

60代の方におすすめのヘアスタイルはなんでしょうかと美容師さんに聞くと、みなさん、「ショートヘアです」と言います。

髪の毛のボリュームがなくなり、分け目が目立ってきてしまうので、ショートヘアで根元を立ててボリュームをだし、分け目も作らないようにすると、若々しくなるからです。

そもそも女性は子育ての時期にショートまたはミドルヘアにする方が多いそうです。自分のヘアケアをしている場合ではないですからね。そして一度ショートやミドルにしてしまうと、なかなかロングにしようとは思わないのです。楽ですから。

でも、60代であこがれのロングに挑戦してもよいかもしれません。

ただし、ご自分の髪をロングに伸ばすというよりは、**ウィッグでロングヘアを楽**

しむことがおすすめです。年齢とともに髪の毛のボリュームが減って、パサつきがちになりますので、自前の髪を伸ばすよりもウィッグが手軽です。

ロングヘアでも、ストレートではなく、ふわっとカールがかかっているスタイルが自然に見えてよいですね。

ウィッグを使って髪の毛を増やすと、意外に若々しくなります。女優さんたちもウィッグに抵抗がないので、使っている方がとても多いそうです。

部分用ウィッグもありますので、手軽にボリュームアップできますよ。

また、大手メーカーのオーダーメイドウィッグはとても高価ですが、手軽なお値段の既製品もあります。既製品を使うとさらにリーズナブルにウィッグでおしゃれを楽しむことができます。

◆ウィッグの種類（メーカーによって名称が異なる場合もあります）

・フルウィッグ

髪の毛全体を覆います。イメージチェンジしたいときに便利です。

・ハーフウィッグ

ご自分の髪の毛を生かして、部分的にボリュームをアップします。手軽に使うことができます。白髪の生え際を隠すこともできるので便利です。

ただし、ハーフウィッグが自然に見えるヘアスタイルにする必要があります。専門の美容室を用意しているメーカーもあります。

また美容師さんにハーフウィッグが自然に見えるカットをお願いしてもよいようです。

・トップウィッグ

生え際やつむじの部分に使います。ハーフウィッグよりも小さく、頭の上の生え際だけをカバーします。手軽に使えますので、まずはトップウィッグから試してもよいですね。トップウィッグも白髪の生え際を隠すことができます。

◆ウィッグを買うにはどうするの？

・オーダーメイド

テレビCMでよく見るのは、大手メーカーのオーダーメイドウィッグです。1人1人の頭の形や髪質にあわせて作ってもらうことができます。自然にフィットしますし、長く使うことができます。アフターケアもしっかりしています。専門の美容院も用意されていますので安心です。

ただし、お値段は概ね30万円以上ととても高価です。

・既製品

既製品もあり、オーダーメイドよりリーズナブルです。店舗で試着して選ぶことができ、いろいろな相談にも乗ってくれます。アフターケアをしてくれるお店を選ぶと安心です。

ネットでも安価な既製品ウィッグが売られていますが、初めて買う場合は、実際にお店に行って試着することをおすすめします。

既製品のメーカーは全国の百貨店やショッピングモールに直営店をだしていますので、お近くの店舗をさがしてみるとよいですね。

◆エクステとウィッグの違い

少し前に若い方向けにエクステが流行りました。ショートヘアでも手軽にロングヘアに変身できることがうけて人気がありました。実はこのエクステは若い方向けだけではなく、シニア向けのものもあります。

エクステには次のようなメリットとデメリットがあります。

・エクステのメリット

部分ウィッグと同じように、手軽に髪の毛にボリュームがでます。さらに、部分ウィッグよりも優れている点は、付け外しの手間がないことです。外れませんので、運動したり、温泉に行ったりしても安心です。

また、少しボリュームアップするくらいでしたら、1～2万円程度でできますので、美容院に行く感覚でつけることができます。

・エクステのデメリット

デメリットは、1本の毛が2本になりますので、毛根に負担がかかることです。年齢とともに髪の毛は薄くなってしまいますので、抜けるのは避けたいですよね。

大手メーカーの高価なエクステでしたら、軽い素材で毛根に負担がないそうですが、やはり不安はあります。

また、伸びてきたら生え際が薄くなり、髪の毛の下のほうにボリュームがでてしまいますので、不自然になります。髪の毛の伸びる速さにもよりますが、ある程度の期間ごとに付け替えが必要です。付け替えにも同じような金額がかかります。

ご自分の生活習慣にあった髪の毛ボリュームアップ法を、ぜひ取り入れてみてください。

POINT

- □肌の手入れ方法を見直して「う・な・は・だ・け」を手に入れよう
- □肌の手入れの基本は、きちんと落とし、落とし過ぎないこと
- □ブースター化粧品・オイル・シートマスクで徹底的に保湿する
- □オイルフェイシャルマッサージでくすみを消す
- □顔のヨガでほうれい線を予防する
- □頭皮マッサージでたるみを撃退
- □髪の毛もケアする
- □ウィッグでロングヘアに挑戦してみよう

Chapter4

ずっと元気でいるための閉経後の健康管理

魔法の習慣

No.25 閉経後から増える生活習慣病について

閉経後には健康面で増えるリスクがあります。

これからの人生を楽しく健康にすごすために、閉経によってどのようなリスクが増え、どのように対処していけばいいのかを知っておくことが大切です。

◆閉経後にかかりやすくなる病気

・血液疾患、心臓疾患

血液中のコレステロールが高くなりやすくなり、中性脂肪も増えやすくなります。
動脈硬化や心臓疾患のリスクが増えます。

・高血圧

更年期を終えると、加齢により血管の弾力性が失われ、血の流れが悪くなり、特に収縮期血圧（心臓が収縮して血液を送りだす際の血圧）が高くなります。

・糖尿病

女性ホルモンには血糖値を低下させるホルモンであるインスリンの効果を高める働きがあるため、閉経後は糖尿病のリスクも高くなります。また加齢とともに筋肉が減少し、内臓脂肪が増え、インスリンの働きが悪くなります。

・骨粗しょう症

女性ホルモンには骨を維持する作用がありますので、閉経後は骨の密度が低下するリスクが高くなります。また、女性は男性ほど骨量が多くありません。加齢に伴い骨量が減少すると、骨粗しょう症が進行していってしまいます。60代女性の３人に１人が骨粗しょう症にかかっています。

このチャプターでは、このような病気を予防、改善する習慣を紹介しています。

魔法の習慣

No.26

血管と血液の健康に気を配ろう

血液疾患、心臓疾患、高血圧を予防するためには、血管と血液を健康に保つ必要があります。

血液の健康についてはよく耳にしますが、血管はあまり意識したことがないという方もいらっしゃるかもしれませんね。

血管と血液は、ホースとその中を流れる水のようなものです。

ホースは何年も使っていると弾力性がなくなり、破れやすくなってしまいます。さらに、流れる水が泥でドロドロになっていたり、石などの塊があると、内側が汚れていき、流れにくくなり、詰まったり破れたりします。

血管も年齢とともに硬くもろくなりますし、血液にコレステロールや中性脂肪が多いと、血管の内側に脂肪が付着したり、傷つけたり、詰まらせたりしてしまいます。

血管と病気の関係

1・心臓に負担がかかる⇒高血圧、心不全
2・血管が詰まる⇒心筋梗塞、脳梗塞、狭心症
3・血管が破れる⇒脳出血

ですからたとえ血液がさらさらだったとしても、血管が硬くなっていては動脈硬化となり、脳血管疾患、心疾患の原因となります。脳血管疾患、心疾患は日本人の死因の3割を占め、寝たきりの原因の4割を占めます。

60代からは、「血液」と「血管」、両方の健康を意識する必要があるのです。

◆動脈硬化の進行を防ぐ習慣

血管が硬くなり「動脈硬化」になってしまうと、上の表のような病気が起こります。動脈硬化は、三大疾病の中のがんを除いた2つ、脳梗塞、心臓病の原因となってしまうのです。

動脈硬化の主な原因は、悪玉コレステロールの増加と老化です。

年齢とともに血管が硬くなることは仕方ないのですが、60代以降

の動脈の硬さは個人差が大きいそうです。食事や生活習慣でアンチエイジング対策をすることで、十分に進行を遅らせることができます。

◆動脈硬化を予防する生活習慣

・「まごわやさし」を意識したバランスの良い食事（豆、ごま、海藻、野菜、魚、きのこ）
・野菜は毎食食べる（特におすすめは、たまねぎ、らっきょう）
・魚介類を毎日食べる（特に青身の魚、さんま、いわし、サバなど）
・肉の脂身、トランス脂肪酸などの悪い油を摂らない
・良い油を摂る（オメガ3・オメガ6など）
・塩分の摂り過ぎに注意する
・適度な運動（運動を続けると、善玉コレステロールが増えます）
・お酒は飲み過ぎない
・タバコは控える

・ストレスをためない
・規則正しい食事
・血液検査、血管検査を定期的に行なう

生活習慣による予防にもバランスが必要ですので、どれか1つということではなく、どの項目も気にかけていきましょう。

「良い油を摂る、悪い油を摂らない」については特に大切ですので、食事の項で詳しく説明しています。


また、50代以上の女性で、コレステロール値も中性脂肪も高くないのに、血管年齢検査をすると、意外に実年齢より高い方がいます。

女性は、ダイエットや偏った食事で、動物性たんぱく質をきちんと摂っていない方が多く、血管が栄養不足になりやすいようです。血管壁も細胞です。細胞を作るためには、たんぱく質、特に動物性たんぱく質をきちんと食べ物から摂っていることが必要です。

魔法の習慣

No.27 自分の血管年齢を知り、若返らせる習慣を身につけよう

血管の健康を保つことの大切さをお分かりいただいたところで、血管年齢についても触れてみたいと思います。

血管年齢とは血管の老化度合いを示す指標のことで、「CAVI（キャビィ）検査」という検査で調べられます。内科クリニックなどで受けることができます。

5分程度でできる簡単な検査で、料金は2000～3000円くらいです。結果もすぐにでます。同じ性別、同じ年齢の健康な方の「CAVI」平均値と比べることで、「血管年齢」を判定します。

血管年齢が高いほど、動脈硬化が進んでいます。動脈は硬くなっていても自覚症状がないのですが、心筋梗塞や脳梗塞などの病気につながりますので、1年に1回以上は検査をして、血管の状態をチェックしていきましょう。

◆血管年齢を若返らせる習慣

動脈硬化の怖さを強調してしまい、心配事が増えたかもしれませんが、血管は一度汚れがついて硬くなっても再生しますので安心してください。

古くなった血管の内皮細胞は、新陳代謝の作用により1000日で生まれかわるといわれています。血管年齢を若返らせることができるのです。

主人が40代の頃、血管年齢検査をしたところ、70代と診断されてびっくりしました。ですが、食事と運動習慣を改善し、5年くらいで20歳以上若返りました。年齢とともに時間がかかるようになりますが、硬くなっても柔らかくすることができます。

これからご紹介する習慣を気長に続けて、血管年齢も若くしていきましょう。

◆期待の長寿ホルモン　アディポネクチンを増やす

血管年齢を若返らせるためにまず行なっていただきたいのは、アディポネクチンを増やすことです。

アディポネクチンは身体の脂肪細胞から分泌される超善玉ホルモンです。血管を修復するため、高血圧や動脈硬化を予防することができます。長寿の人の血中のアディポネクチン濃度は高いため、長寿ホルモンとも呼ばれています。

しかし、内臓脂肪や肥大化した脂肪は、逆にアディポネクチンを減らしてしまいます。つまり、生活習慣病が気になる方や、少し太めの方は、アディポネクチンが減りやすくなっています。そのような方は、生活習慣を見直し、有酸素運動を適度にして、内臓脂肪を燃焼させましょう。食事習慣も見直して、腹八分目を心がけてください。ダイエットと同じですね。

また、脂肪の量が少な過ぎても分泌されませんので、痩せている方は、体脂肪が減り過ぎないようにしましょう。

アディポネクチンは食べ物でも増やすことができます。青魚、大豆製品、トマト・ピーマンなどの緑黄色野菜、海藻、ごま、ナッツ、リンゴ、さくらんぼ、ぶどう、キウイを食べるとよいそうです。

◆一酸化窒素を増やす習慣で血管を若返らせる

一酸化窒素も血管を若返らせるためにとても大切な物質です。体中で作られる一酸化窒素は「NO」（エヌオー）と呼ばれ、血管の筋肉を柔らかくして広げて血流を良くする効果があるとして今注目されています。また、血液中のコレステロールを下げて、血液をさらさらにする効果があります。

一酸化窒素を増やす習慣をご紹介します。

1・ウォーキングなどの適度な有酸素運動

血流が増えるため、血管内部への刺激となりNOが増えます

2・気持ちの良い温度のお湯に5～10分つかる

この入浴方法により、身体の中の温度、体内深部温度を1度上げることができるので、一酸化窒素の分泌量が増えます。

3・片鼻呼吸をする

鼻の粘膜で一酸化窒素が作られますので、血管を若く保つためにも効果的です。

片鼻呼吸（ノーベル呼吸）

片鼻呼吸は意識的に鼻の片方ずつで呼吸します。鼻の粘膜で一酸化窒素が作られます。10セットずつ、朝起きた時と寝る前にやることがおすすめです。

1　姿勢を正して、口を閉じる

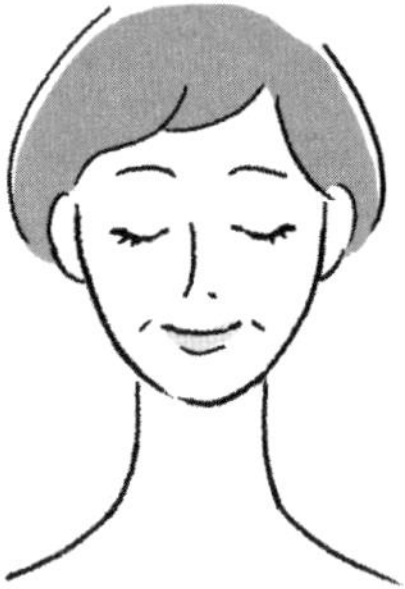

2　親指で右の鼻孔をふさぎ、左の鼻孔から息を吸う

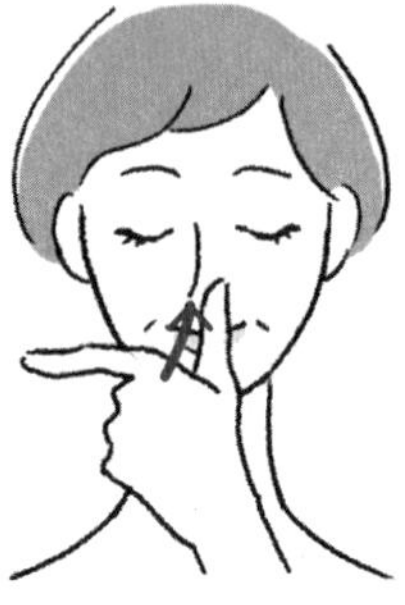

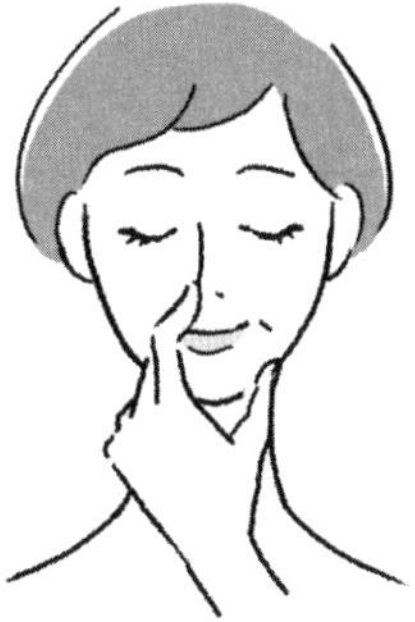

3 親指を右の鼻孔から
離して、人差し指で
左の鼻孔をふさぐ

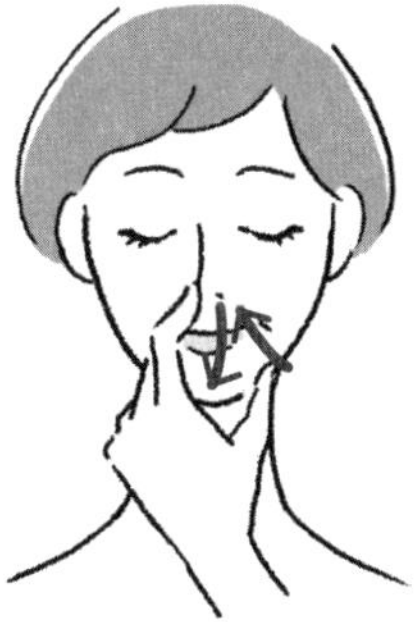

4 右の鼻孔から息を吐き、
そのまま右の鼻孔から
息を吸う

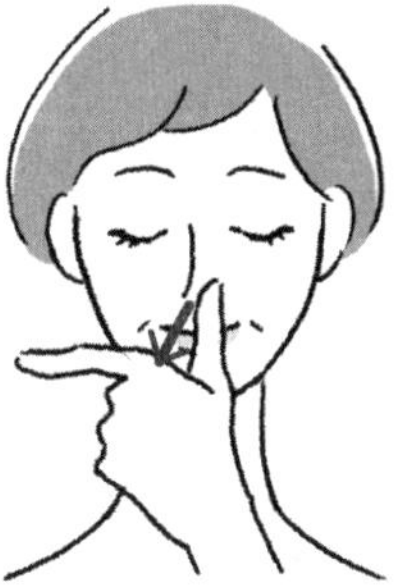

5 人差し指を左の鼻孔から
離して、
親指で右の鼻孔をふさぎ、
左の鼻孔から息を吐く

◆毛細血管をケアして老化を防ぐ

毛細血管は全身の血管の99％を占め、酸素と栄養を身体のすみずみまで送り届ける大切な働きをもっています。ですが、毛細血管も年齢と共に減ってしまいます。60～70代の人は20代に比べて、毛細血管が4割も減少するそうです。胃、肝臓、肺など、臓器の毛細血管が減れば、身体の機能低下や病気を起こす可能性があります。皮膚にも酸素や栄養が届かないと、シミ、しわ、くすみ、目の下のクマなどの顔の老化にもつながります。

・毛細血管を丈夫にするふくらはぎの運動「かかとの上げ下げ」

毛細血管を丈夫にするためには、体全体の血流を増やすことが大切です。かかとの上げ下げは、第2の心臓といわれるふくらはぎの血流をスムーズにしますので、体全体の血流を増やすことができます。

1・足を肩幅くらいに開きます。慣れないうちは念のため椅子の背などにつかまりましょう。
2・かかとを「1、2、3」と数えながらゆっくり上げます。
3・かかとを「1、2、3」と数えながらゆっくり下します。

1日10回、3セットを目安に行ないます。
ふらつかなくなったら、家事の合間、たとえばお料理の間などにもできますよ。

・毛細血管を丈夫にする食べ物

毛細血管を修復したり丈夫にしたりするおすすめの食べ物は、シナモンです。シナモンは桂皮《けいひ》や肉桂《にっけい》と呼ばれ、血流を増やすための漢方としても用いられています。生薬・漢方認定薬剤師の浅井一実先生に伺ったところ、シナモン（桂皮・肉桂）には毛細血管の保護・修復作用があるので、血管を若々しく保つ作用があるそうです。必要な量は1日0・6グラムだそうです。小さじ1杯くらいです。摂り過ぎると肝臓に障害を起こす危険があるので、摂り過ぎないようにしてください。

魔法の習慣

No.28 女性に多い「骨粗しょう症」を防ぐために

骨密度が下がり、骨折などをしやすくなる「骨粗しょう症」も閉経後の女性に多い病気です。60代女性の3人に1人、70代女性では2人に1人がかかっているといわれています。

女性ホルモンのエストロゲンは骨が新しく作られる働きを助けてくれていましたが、閉経後はその分泌が減るため、骨からカルシウムが流出しやすくなり、スカスカになってしまうのです。

骨粗しょう症が進行すると、背骨が曲がり、歩きにくくなり、生活にも支障がでます。また、背骨が知らぬ間に骨折している「いつのまにか骨折」にもつながります。

ですが、**骨粗しょう症は、日常生活で予防、改善することができます。**できるだけ早い時期から、しっかり予防していきましょう。

【カルシウムを多く含む食品】

魚介類	しらす、桜エビ、いわし、わかさぎなど、骨も一緒に食べられるもの。
野菜	小松菜、春菊、青ネギ、おくら、大根(切干大根も)、豆類や海藻にも多く含まれます。

◆食事で予防

食事で大切なことは、骨の成分であるカルシウムを摂ることです。カルシウムを含んだ食品とクエン酸、ビタミンC、ビタミンDを含む食品を一緒に食べると、カルシウムの吸収を助けてくれます。また、イソフラボンを含む食品を毎日食べましょう。女性ホルモンと似た働きをして、カルシウムの流出を防いでくれます。

骨を守るためにはカルシウムの吸収を妨げる食品を摂らないことも大切です。

カフェイン、アルコールを多く摂るとカルシウムの吸収を妨げて、骨のカルシウムを体外に排出させてしまいます。

また、インスタント食品やスナック菓子などの加工食品にはリンが含まれていますが、リンを摂り過ぎると、骨のカルシウムが血中に放出されて、骨密度が減ってしまいます。

【カルシウムと一緒に摂りたい食品】

クエン酸	酢、レモン・グレープフルーツ・いちごなどの酸っぱい果物に多く含まれます。
ビタミンC	野菜では、赤ピーマン、パプリカ、ゴーヤ、ケール、ブロッコリー、芽キャベツなどに多く含まれます。果物ではアセロラ、レモン、柿、キウイ、いちご、オレンジなどに多く含まれます。 また、のり、わかめ、緑茶にも含まれます。
ビタミンD	キノコ、特に干したきのこ、干しシイタケなどに多く含まれます。魚介類では、さんま、うなぎ、鮭、ぶり、いさき、さばなどに多く含まれます。
イソフラボン	大豆製品である煮大豆、豆、豆腐、油揚げ、豆乳、きなこに多く含まれ、みそ、醤油にも含まれます。

◆日光浴で予防

ビタミンDは食品から摂ってもよいのですが、紫外線B波を浴びると体内合成されます。つまり日光に当たるとよいのです。公益財団法人「骨《こつ》粗《そ》鬆《しょう》症《しょう》財団」によると、夏場なら日陰で30分、冬場は1時間程度、日に当たることが必要とされています。

日焼けによる美容への悪い影響を避けつつ、上手に日光浴するおすすめの方法は、**毎日手のひらを10分程度日光に当てる**こと。手のひらは新陳代謝が盛んですので、シミになりにくいのです。ただし紫外線B波は窓ガラスを通過できないので屋外で行ないましょう。

買い物や散歩など外出するときに、手のひらには日焼け止めは塗らないようにして、意識して外側に向けていると、日陰にいても日光に当たることができます。歌ではないですが「手のひらを太陽に！」ですね。

◆運動で予防

運動で骨に刺激を与えることにより、骨は強くなります。かかる力が強いほど、繰り返し行なうほど、骨は強くなります。

筋力トレーニングは、一定の強度のある運動を繰り返し行ないますので最適です。腕立て伏せや背筋、腹筋のトレーニングでは、上半身の骨も強くすることができます。

筋肉トレーニングを60代から始める場合は、専門のトレーナーに相談して行なうようにしましょう。自己流で始めると、筋肉を傷めたり、怪我をしてしまいます。

地域のスポーツセンターでは、1回、数百円程度の料金で、手軽にトレーニングマシーンが利用できます。専門のトレーナーが説明してくれるところが多いので、利用してみるとよいですね。

ただし、骨粗しょう症治療中の方や、腰や膝など、身体のどこかに痛みのある方は、医師に相談して運動するようにしてください。ご自身の身体の状態にあわせて、無理をしないようにしましょう。

◆骨粗しょう症の検査

骨粗しょう症は骨密度検査で発見することができます。骨粗しょう症は自覚症状がない場合が多いので、予防も大事ですが、まずは検査を受けるようにしましょう。

多くの自治体では、40～70歳まで5歳刻みで骨粗しょう症の検診を実施しています。対象年齢以外にも、健康診断で実施している自治体もあります。お住いの市区町村の役所に問い合わせてみるとよいでしょう。

また、内科、外科、整形外科などで受けられます。行きつけの病院やお近くの病院に問い合わせてみましょう。

◆骨粗しょう症のサイン

「若い時より2センチ以上背が縮んだ」「最近、背中が丸くなり、腰が曲がってきた」「腰や背中に重い感じや痛みがある」こんな症状がでたら要注意です。

骨粗しょう症はサイレント・ディジーズ（静かな病気）といわれるように、深く静かに進行していきます。自覚症状が現れるのは更年期を過ぎてからです。

骨粗しょう症のサインに気が付いたら、なるべく早めに病院に行きましょう。

◆骨粗しょう症の治療

骨粗しょう症の治療は時間がかかります。骨量はすぐには増やすことはできません。まずは生活面で、予防の方法で紹介した、食事、日光浴、運動を地道に続けていくことになります。この3つを心がけるだけで、初期の骨量減少でしたら、骨量が増えていきます。症状が進んでいる場合は、必要に応じて薬物治療を行ないます。

魔法の習慣

No.29 尿失禁を予防する習慣

年齢を重ねてくると、せきやくしゃみをした時など、お腹に力が入った瞬間に尿漏れを起こしてしまうこともあります。このような状態を「尿失禁」または「尿漏れ」といいます。

この尿失禁は骨盤底筋を鍛えると改善できます。

骨盤底筋とはその名前のとおり骨盤の底にあります。膀胱や直腸などを支えていますので、尿道や肛門などを締めるために使います。この筋力が低下すると尿失禁が起こりやすくなるのです。

骨盤底筋体操はとても簡単です。1日のうちで何回か行なう習慣をつけるとよいでしょう。

◆骨盤底筋体操

1.椅子に座ります
2.お腹と腰の力をゆるめます
3.肛門と膣をしっかり締めて息を吸って、吐きます
4.息を吐いたら、肛門と膣の力をゆるめます
5.3と4を5回繰り返します

「トイレに行きたい」と思って、トイレの個室に入った時や、下着をおろしている時などに、間に合わずにもらしてしまうタイプの尿漏れは、過活動膀胱の可能性があります。

骨盤底筋体操をしても改善されない場合は、過活動膀胱のような病気が隠れている可能性があるので病院に相談しましょう。薬を処方されたり、膀胱訓練を行なうことにより治療ができる場合もあります。

魔法の習慣

No.30

歯の健康を守る習慣

「8020運動」をご存知でしょうか。

80歳で20本の自分の歯を残すことを目標にする運動で、厚生労働省と日本歯科医師会が推進しています。

自分の歯で食べることができる人は健康寿命が長いという調査結果がでています。ぜひ歯を大切にする習慣を身につけて、今後の人生も健康的に過ごしましょう。

歯を失う大きな原因は歯周病です。40代以上の8割がこの歯周病にかかっているといわれています。

虫歯は痛くなるので歯医者に行って治療をしますが、歯周病は自覚症状がなく、痛みや腫れの症状がでてくるのは末期になってからです。そのため、発覚した時には手遅れということも……。

虫歯がない方でも1年に1回は歯医者に行って、歯の検診をしてもらうことが大切です。

歯周病の原因は、口の中の細菌（口腔常在菌）によって起こる感染症ですので、適切な治療と歯磨きの方法や生活習慣の見直しで治すことができます。

また、治療と予防を兼ねたものとして、やはり毎日の歯磨きが重要です。

歯磨きは1本1本丁寧に行ないましょう。もし歯医者さんで歯周病または、歯周病になりかかっていますと診断されてしまったら、少し値段の高い、歯茎が下がっている人向けの歯磨き粉を使うと歯磨きの効果が上がるようです。

また、歯間ブラシやデンタルフロスなどを使って、歯と歯の間を掃除することも有効です。私の母は75歳くらいの時に歯周病と診断されましたが、毎日歯間ブラシで磨いていたら、治ってしまいました。

定期的に歯医者に行って歯垢を取ってもらうクリーニングを行なうのもおすすめです。普段自分では取れない歯垢も取り除いてくれます。

歯磨きと同時に、舌磨きも習慣にしましょう。舌も美容と健康に大きく関わってきます。舌をだして鏡で見てください。白くなっていたら、それは舌苔《ぜったい》です。舌苔ができると舌で味覚を感じにくくなるので、味付けが濃くないと物足りなくなり、摂取塩分量が多くなってしまいます。味覚が鈍くなるので糖分の摂取量も多くなりがちです。

そうなってくると糖尿病も心配です。薄味の習慣は健康面でとても大切です。舌苔のケア方法は、歯磨きのついでに舌用のブラシで舌を軽く磨くだけです。舌用のブラシは薬局やドラッグストアで売っています。

ダイエット的にも舌磨きは大切ですので、お客様にも「舌を磨いてみましょう」とおすすめしています。

それで激痩せした方はいないのですが、口の中がさっぱりすると好評です。甘いものが欲しくなくなったという方もいました。

シニアにとっての歯の健康は身体の健康につながります。歯、歯ぐき、舌をきちんとケアして、80歳で20本の歯を目指しましょう。

魔法の習慣

No.31

健康診断はきちんと受けよう

60代からは毎年健康診断を受けるようにしましょう。閉経後は高血圧や高コレステロールなどの生活習慣病にかかりやすくなるため、定期的な診断が必要です。がん検診も必ず受けるようにしましょう。シニアになると、がんになる確率も上がります。がんは早期発見、早期治療により治る病気です。

市区町村が実施している健康診断は特定健診と呼ばれます。無料または安価で受診できますので、きちんと受診しましょう。

受診する病院を選ぶことができる場合は、近所のお医者様で受けることをおすすめします。気になる症状がでてきた場合、今後の治療もお願いできますので、自宅が近いと便利です。私は年に1回の特定検診とがん検診を、近所の内科医院で受診していています。検診で見つかった貧血の治療や、胃のポリープの経過観察をしていただきました。通うのにも便利ですし、ほかの病気も相談することができます。

POINT

- □血液疾患、心臓疾患、高血圧、糖尿病、骨粗しょう症などの生活習慣病が増えるので注意しよう
- □「血液さらさら」だけでなく「血管の硬さ」にも気を配ろう
- □アディポネクチンと一酸化窒素を増やす習慣を身につけよう
- □「カルシュウムの摂取・日光浴・運動」で骨粗しょう症対策をしよう
- □骨盤底筋体操で尿失禁を予防しよう
- □口内の健康にも気を遣おう
- □市区町村が実施する特定検診を受けよう

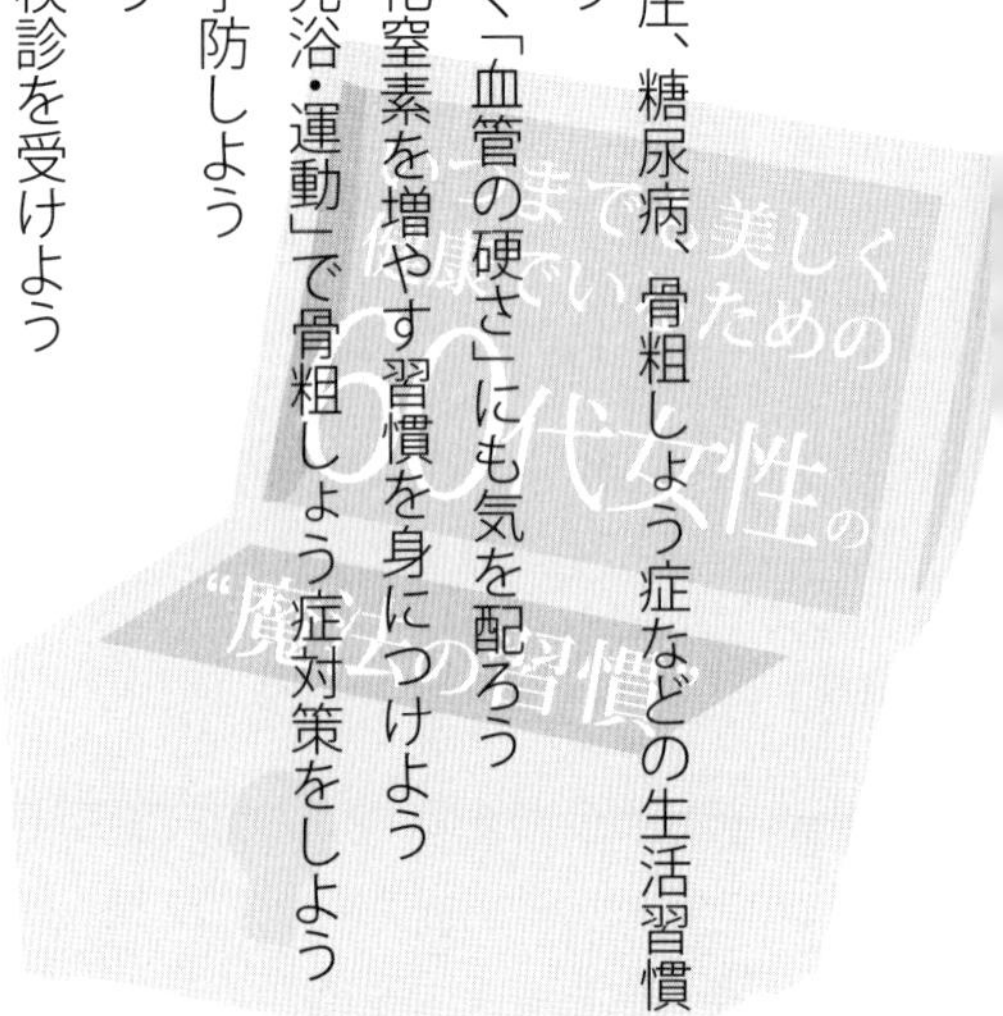

Chapter5

身体にやさしい
食事とダイエットの習慣

魔法の習慣

No.32

体重管理をして、適正体重を保つ習慣

健康管理の第一歩は体重管理です。

太り過ぎでもなく、痩せ過ぎでもない適切な体重を維持することが、病気の予防に繋がります。体重を量って、ご自分は適正な体重なのかをチェックしてみましょう。

ところで、適正体重とはどのくらいでしょうか。

適正体重を知るにはＢＭＩ値が良い目安となります。ＢＭＩ値とは肥満判定の国際基準です。身長と体重で計算します。

ＢＭＩ＝体重（ｋｇ）÷（身長（ｍ）×身長（ｍ））

この数字の22が適正体重です。最も病気になりにくい体重といわれています。

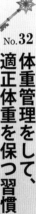

◆BMI値による体形の区分

22・0……………………………適正体重
18・4以下…………………………痩せ過ぎ
18・5以上24・9以下 ……………標準
25・0以上…………………………肥満

たとえば、155センチの方は、44・4～60キロまでが標準です。幅が広いので、ほとんどの方が標準に入ると思います。

それ以上の方は、標準体重までダイエットすることがおすすめです。

反対に標準以下の方は、痩せ過ぎですので、少し増やすように心がけるとよいですね。日常生活を快適に過ごすためにも、病気になったときに回復するためにも、ある程度の体重が必要です。

60代でも適正体重であるBMI値22を保っていると、若々しい体形が保てます。

最近はシニアになったら少し太めのほうが長生きするといわれていますが、肥満といわれる25以上になると、高血圧や糖尿病のリスクが増えます。

筑波大学、獨協医科大学などのグループが、１９９３年から２００３年に行なった追跡調査によると、死亡リスクが最も低いＢＭＩ値は、女性の場合、40～50代では21・６の人、60～70代では23・４の人でした。

女性は、健康のためにも、美容のためにも22～23・４を目指すと良さそうです。

身長・体重別ＢＭＩ値による体形区分（日本人女性向け）早見表

	ＢＭＩ値				
	22・0～23・4	18・4以下	18・5～24・9	25・0以上	30・0以上
	ここが目標！	痩せすぎ	標準	肥満	太りすぎ
	体重（キログラム）				
145	46・3～49・2	～38・8	38・9～52・5	52・6～	63・1～
146	46・9～49・9	～39・3	39・4～53・2	53・3～	63・9～

身長(センチ)																		
165	164	163	162	161	160	159	158	157	156	155	154	153	152	151	150	149	148	147
59.9～63.7	59.2～62.9	58.5～62.2	57.7～61.4	57.0～60.7	56.3～59.9	55.6～59.2	54.9～58.4	54.2～57.7	53.5～56.9	52.9～56.2	52.2～55.5	51.5～54.8	50.8～54.1	50.2～53.4	49.5～52.6	48.8～52.0	48.2～51.3	47.5～50.6
～50.3	～49.7	～49.1	～48.5	～47.9	～47.3	～46.7	～46.1	～45.5	～44.9	～44.3	～43.8	～43.2	～42.6	～42.1	～41.5	～41.0	～40.4	～39.9
50.4～68.0	49.8～67.1	49.2～66.3	48.6～65.5	48.0～64.7	47.4～63.9	46.8～63.1	46.2～62.3	45.6～61.5	45.0～60.7	44.4～60.0	43.9～59.2	43.3～58.4	42.7～57.7	42.2～56.9	41.6～56.2	41.1～55.4	40.5～54.7	40.0～53.9
68.1～	67.2～	66.4～	65.6～	64.8～	64.0～	63.2～	62.4～	61.6～	60.8～	60.1～	59.3～	58.5～	57.8～	57.0～	56.3～	55.5～	54.8～	54.0～
81.7～	80.7～	79.7～	78.7～	77.8～	76.8～	75.8～	74.9～	73.9～	73.0～	72.1～	71.1～	70.2～	69.3～	68.4～	67.5～	66.6～	65.7～	64.8～

魔法の習慣

No.33

サーチュイン遺伝子を活性化する

適正な体重を保つことは、シミやしわの防止にもなります。

「サーチュイン遺伝子」という名前を聞いたことがあるでしょうか？

サーチュイン遺伝子とは長寿遺伝子と呼ばれるもので、２０００年に発見されたばかりの、まだまだ研究途中の遺伝子です。

誰でも持っていますが、常に働いているわけではありません。

スイッチがオンになりサーチュイン遺伝子が活性化されると、細胞の老化を抑えて、生物の寿命を延ばす働きをします。つまり、細胞レベルでの若返りの効果が期待されるのです。

老化を遅らせることのほかにも、肌のターンオーバーを整えてくれるため、シミやしわの防止ができるのです。また、動脈硬化や糖尿病の予防、認知症、難聴などの予防にも効果があるといわれています。

美容にも健康にも効果が期待できますので、サーチュイン遺伝子のスイッチをオンにすると、美しく健康的なシニアになることができます。

◆サーチュイン遺伝子のスイッチをオンにする方法

サーチュイン遺伝子のスイッチを入れるためには次の方法があるとされています。

- 空腹時に活性化するので、間食は避けて、食事と食事の間をきちんとあける
- カロリーを30％カットする（ただし、50％以上はカットしない）
- レスベラトロールを食べ物から摂取する

レスベラトロールとは赤ワイン、ブドウの皮、ピーナッツの皮に含まれるポリフェノールの一種で、抗酸化作用があるとされています。ただし大量に摂取しなければいけないので、あまり現実的ではありません。

レスベラトロールのサプリメントも販売されていますが、サプリメントを摂取していても、栄養を摂り過ぎていると活性化するかどうかは疑問です。

そのため、サプリメントに頼らず、食生活で活性化する方法がよさそうです。

サーチュイン遺伝子を研究している金沢大学の発表によると、**腹7分目にすることが効果的**だそうです。

また、空腹になる時間をつくるため、間食や夜食は食べないようにします。小腹が空いているときこそ、サーチュイン遺伝子のスイッチがオンになるのです。

カロリーを25％カットした食生活を3週間続けると、サーチュイン遺伝子が活性化するという実験結果がでています。ただし、1日でも食べ過ぎると、またサーチュイン遺伝子は眠ってしまうそうです。

サーチュイン遺伝子の活性化のためには、1日単位でカロリーを調整するとよいと思います。夜に外食の予定があったら、朝と昼は少なめにするなどです。

サーチュイン遺伝子を眠らせない生活をしていれば、体重も適切に保つことができそうですね。

魔法の習慣 No.34

体重を毎日量る

食べ過ぎを防止して体重をコントロールするのが老化予防のためになるということはお分かりいただけたと思います。

体重を適切にコントロールできているか、食べ過ぎていないかをチェックする方法は、当たり前ですが体重を量ることです。ですので、毎日体重を量って、適切な体重を保てているかチェックしましょう。

◆毎日体重を量る際のポイント

・同じ時間に量る
・記録する

おすすめは、朝起きて、朝食前に量ることです。**体重計を量りやすい場所に置いておきます。**パジャマは毎日同じようなものを着ているでしょうから、パジャマの重さは気にしないでも大丈夫です。そして、手帳やカレンダーなどに記入します。

体脂肪は靴下を脱いで量らなくてはいけないですし、設定も面倒です。毎日ではなく、週に1回でもいいでしょう。決まった曜日に量ると習慣になります。

私は体重計を台所に置いて、朝食を作る前に量ります。そして冷蔵庫に貼ってあるカレンダーに書き込んでいます。朝の体重が増えている日は、その日の食事を少なめにします。毎朝必ず行く所に置くと、毎日の習慣にしやすいです。また、朝に量ると、その日のうちに調整できるので、落としやすいのです。

夜、お風呂に入る前に量るという方も多いと思います。それでもいいので、決まった時間に量るようにして、習慣にしましょう。その場合は、増えていたら、次の日の食事に気を付けるようにしましょう。

体重は増えてもいけませんが、減り過ぎてもいけません。体重が減り過ぎてしまう問題についいは、次の項で詳しく説明します。

魔法の習慣

No.35

栄養不足に注意する

近年、60、70代の方に栄養不足が増えています。

3食きちんと食べていても栄養失調になってしまうため「新型栄養失調」と呼ばれています。

厚生労働省の調査によると、70代以上の5人に1人がこの「新型栄養失調」に該当するそうです。

年齢とともに筋肉や骨の量が減ってきて、体力や身体の機能が落ちてきます。筋肉、骨、血を作るたんぱく質などの栄養をきちんと摂っていないと体力がなくなり、疲れやすくなったり、少し動いただけで息切れをするようになってしまいます。

足腰が弱ると、歩くスピードが遅くなり、転倒もしやすくなります。転倒して怪我や骨折をしたことがきっかけで介護や支援が必要になることもあります。60代からの栄養不足は将来の寝たきりを招きますので、しっかり予防していきましょう。

「私は3食しっかり食べているから大丈夫だ」と安心してはいられません。きちんと必要な栄養量が摂れているでしょうか。チェックしてみましょう。

□食事の量が少なくなり、体重も減ってきた
□おやつや果物を食べて、食事の量が少なくなることがよくある
□肉や卵はあまり食べない
□丼物や麺類で食事をすますことがよくある
□肉や魚を食べない日がある
□疲れやすくなり、息切れがする
□歩くスピードが落ちてきた

1つでもチェックがある人は、食事の内容を見直してみましょう。

60代からの新型栄養失調の大きな原因は2つあります。

1・消化吸収力の低下

高齢になると、身体の消化吸収力が低下しますので、たんぱく質を摂っても、若い方ほど効率良く筋肉や骨を作ることができません。若い頃よりたんぱく質の量を増やす必要があります。

2・肉や卵を食べなくなる

40、50代くらいから、生活習慣病を予防するために肉や卵を控えてきた方もいるのではないでしょうか。

女性は閉経後に悪玉コレステロール値が高くなりやすくなるため、肉や卵を食べないようにしてしまいます。年齢とともに、肉を食べると胃がもたれるという方も増えてきます。

60代からこそ、肉、魚介類、卵、大豆などのたんぱく質をしっかり摂る必要があります。

お子さんが独立して、夫婦2人や一人暮らしになると、ついつい好きなものばかり食べてしまいがちです。また、簡単にできる麺類や丼物の1品だけの食事になってしまう方が多いようです。

意識して肉、魚介類、卵、大豆製品などを食べるようにしていきましょう。

また、たんぱく質の合成を促進するビタミンやミネラルも必要ですので、野菜や海藻なども食べて、バランスの良い食事にしましょう。

美容のためにも、肌の細胞を作っているたんぱく質を食事から摂ることで、肌を若く保つことができます。

80歳でエベレスト登頂を果たした三浦雄一郎さんは月に1回は、1・5キロのステーキをペロリと平らげ、週に1、2回は300グラムのお肉も食べるそうです。

100歳までスキーをしていたお父様の三浦敬三さんも、日常で鶏肉や豚肉を食べていたとか。

鶏肉は1羽（内臓は取り除く）を圧力鍋で煮込んで、何日かに分けて食べ、豚肉は細切りにして、ピーマン、人参などと炒めて、ビタミンも一緒に摂取していたそうです。

魔法の習慣

No.36

たんぱく質はどのくらい摂ればいいのか

たんぱく質が大切なことはわかっていただけたと思いますが、どのくらいの量を摂ればよいのでしょうか。

目標摂取量は体重1キログラムにつき1グラムといわれています。50キロの方は50グラムです。ただし高齢になると、エネルギーの摂取効率が悪くなるので、「1キロ当たり1・06グラム」が推奨されています。50キロの方は53グラムです。

さらに、少し多めに摂るようにすると、筋肉の減少を防いでくれます。長い目で見て将来の寝たきり予防になります。そのため、50キロの方ならだいたい60グラムくらいを目安にしてみましょう。

動物性と植物性を半々で摂るのがバランスが良いとされていますのでそれも意識してみましょう。

食品に含まれるたんぱく質量の目安を記載しますので、参考にしてみてください。

たとえば、1日3食ごはんを1杯ずつ、合計3杯食べると18グラム、卵1個と納豆1パック食べると、合計21グラム。必要な量の半分以上を摂れることになります。残りを、肉や魚で摂るとちょうど良いですね。

肉と魚を80グラムずつ摂ると、たんぱく質が30グラムは摂れるようになりますので、1日60グラム以上摂ることができます。

肉、魚は手のひらくらいの大きさで、だいたい80グラムです。手のひら分の肉と、魚を毎日食べるようにすると良いですね。

【食品に含まれるたんぱく質量の早見表】

穀類	ごはん1杯＝6グラム
	パスタ1人前＝9.8グラム
	そば1人前＝10グラム
	食パン2枚＝11.2グラム
豆類	豆腐半丁（木綿）＝9.9グラム
	納豆1パック＝12.4グラム
肉類	牛もも肉100グラム＝19.5グラム
	鶏もも肉100グラム＝17.5グラム
魚類	マグロの刺身5切れ＝15.8グラム
	鮭1切れ70グラム＝15.8グラム
その他	卵1個＝8.6グラム

魔法の習慣

No.37

「まごにわやさしいこ」を毎日食べる

バランス良く食べるために、「まごにわやさしいこ」が良い目安になります。

「まごわやさしい」は聞いたことがあるかと思いますが「まめ、ごま、わかめ（海藻）、野菜、しいたけ（きのこ）」のことで、健康的な食生活に必要なものをあらわしています。

1つの食品を毎回食べるのではなく、「まごわやさしい」を目安にして、いろいろな食品をバランス良く食べるということが大切ですね。

また、60代からは**「まごにわやさしいこ」で、「に」肉、「い」イモ、「こ」米も食べて、栄養を摂ることを心がけましょう。**

60代、70代でも元気な方は「なんでも食べる」「いろいろな種類を食べる」という方が多いようです。沖縄県に元気な長寿の人が多いのは、豚肉、魚、野菜、昆布をふんだんに食べるからだといわれています。

ちなみに、チャプター1で、セロトニンの減少が感情の老化の一因だとお伝えしましたが、セロトニンの原料は、必須アミノ酸の一種であるトリプトファンです。トリプトファンからセロトニンを合成するのに必要なエネルギーは、炭水化物です。トリプトファンからセロトニンを合成することを助けるのは、ビタミンB6です。

トリプトファンはたんぱく質に含まれます。肉、魚、大豆などです。炭水化物は、米、麦、イモです。ビタミンB6を多く含む食材は、魚介類、玄米、豆類です。

つまり、「まごにわやさしいこ」の肉、豆、魚、イモと玄米、麦を食べていれば、セロトニンを増やすことができるのです。

ま：【まめ】

大豆製品、大豆・小豆・味噌・豆腐など。

大豆製品は食べ過ぎると子宮内膜症や乳がんのリスクを高める可能性があります。大豆イソフラボンの摂取は１日70～75ｍｇを上限にしましょう。

納豆１パック(50ｇ)に約35ｍｇ、豆腐１丁(約300ｇ)に約60ｍｇ、豆乳１パック(約200ml)に約50ｍｇが含まれているので、１日納豆１パックとお豆腐３分の１くらいが目安です。

ご：【ごま】

黒ごまがおすすめ。

ごまは大さじ１で52キロカロリーあるので、１日大さじ２杯を目安にして、食べ過ぎにも注意しましょう。

に：【肉】

牛・豚・鶏・羊などの肉。脂身以外。

わ：【わかめ】

わかめ・ひじき・海苔などの海藻類。

食べ過ぎるとヨウ素を摂りすぎますので、甲状腺の病気になるリスクが高くなります。

日本の食材はヨウ素が含まれているものが多いので、海藻を食べるのは１日１回から２回くらいにしておくと無難です。特に昆布に多く含まれていますので、昆布は１日１回程度にしましょう。

や:【やさい】

葉野菜、根菜など。できれば赤・緑・白の野菜をバランス良く。手のひら3杯を目安に摂ることが推奨されています。茹でたり煮たりして火を通すと量が減るので、食べやすくなります。1日5品の野菜料理を目安に食べましょう。

さ:【さかな】

魚介類、小魚や貝類など。
丸ごと食べられるものはカルシウムも摂れるのでおすすめ。

し:【しいたけ】きのこ

たくさん食べても特に健康に害はないのですが、食べ過ぎは食物繊維の摂りすぎになり、下痢になることもあります。

い:【イモ類】

さといも、やまいも、さつまいも、じゃがいもなど。
カロリーが高いので、痩せなくてはいけない人は、食べ過ぎに注意しましょう。

こ:【米】

ごはん茶碗に軽く1日3杯を目安に。

玄米、雑穀米、押し麦、もち麦を混ぜることがおすすめです。ビタミン、ミネラルが摂れますし、便通が良くなります。痩せなくてはいけない人は、食べ過ぎに注意しましょう。

魔法の習慣

No.38

60代からのダイエット

栄養不足になる心配より、体重が増える心配をしている方もいると思います。
60代ともなると、血糖値や中性脂肪の値が高くなり、お医者様から「痩せなさい」と言われることもあります。
膝や腰が痛い時も、体重が多いと、お医者様から、「身体が重いので支えきれないからですよ、まずは体重を落としてください」と言われますね。

60代からのダイエットは、筋肉が少なくなって代謝が落ちていますので、若い時よりも痩せにくくなります。また、食事制限などで食べ物を極端に減らすと、体力が落ちますし、血液が不足して脳に酸素がいかなくなり、痴呆症になるリスクも高くなります。

サロンのお客様の知人が65歳でダイエットをして、食事を減らして半年で10キロ痩せたのですが、物忘れがひどくなり、身体が疲れやすく風邪をひきやすくなったそうです。

ダイエットのペースは1か月1キロ以内にして、食事を極端に減らすことは避けましょう。

◆60代からのダイエットのポイント

1・食事を減らす場合は、まず甘いものを減らす

果物も100から200グラムを目安に摂り、食べ過ぎないようにします。100グラムはリンゴ半分、みかん1つくらいです。

2・炭水化物の量も見直す

60代女性ですと毎食お茶碗軽く1杯、1日3杯が摂取したい炭水化物量の目安です。ごはんをおかわりする前に、おかずをしっかり食べて、食事の満足度を高めてください。そのためにも食べる順番に気を付けましょう。

3・食べる順番に気を付ける

「①あたたかい汁もの↓②野菜↓③肉・魚↓④ごはん」の順にして、まずは温かいものを食べてお腹を温めて代謝を上げて、野菜を食べて、そのあとに主菜のお肉、お魚を食べましょう。最後にごはんを食べます。

ごはんのおかずがなくなると食べられないという方は、主菜を少し、ごはんのために残して、一緒に食べてもかまいません。

4・たんぱく質を摂ることを心がける

サロンにダイエットの相談に来る方の中には、太っていても必要な栄養が足りない方が多くいます。

年代にかかわらず、甘いものやごはん、パンを食べて摂取カロリーは多いのですが、肉、魚介類、野菜、海藻などの必要な食品を食べていないようです。

特にたんぱく質が少ないのです。筋肉をつけて、代謝を上げるためにも、きちんとたんぱく質を摂るように意識してみてください。

5・腹8分目を心がける

痩せなくてはいけないのに、ごはんが美味しくて食欲がある方も多いと思います。

お腹いっぱい食べていると、カロリーを多く摂り過ぎてしまい、動脈硬化、心臓疾患、糖尿病などの成人病のリスクが増えてしまいます。

といっても、なかなか8分目で我慢できないというときは、ゆっくり食べる、よくかんで食べる、を実践してみましょう。

また、美味しいと感じながら食べると、満足感が高まって8分目でやめることができますよ。

6・野菜料理をストックして、毎食食べる

私の母が70歳のとき、少し太めで糖尿病予備軍になり、お医者様から少し痩せてくださいと言われました。

そこで、野菜ストックをたくさん作って、毎回食卓にだして、最初に野菜を食べることにしました。

すると食べる量はあまり減らさなかったのに、半年で体重が減り、糖尿病予備軍

から脱却することができました。

ポイントは酢を入れることです。酢が苦手な方には、バルサミコ酢があまりすっぱくなくておすすめです。またはレモンの絞り汁でもＯＫです。塩味を濃くしないように注意してください。

いくつか種類を作って、あきないようにして続けてみてください。

簡単にできる野菜ストック

○基本・酢漬け

ニンジン、大根、かぶ、たまねぎ、キュウリなどの冷蔵庫にある野菜をスライスして、酢じょう油、ポン酢、梅酢、三杯酢などに漬けるだけ。３日くらいは持ちます。わかめと一緒に漬けてもおいしいです。生姜や唐辛子を入れると身体も温まります。

○洋風・バルサミコ酢漬け

タマネギ、ズッキーニ、パプリカなどをバルサミコ酢で漬けて塩コショウで味付けします。

○韓国ナムル風

軽く茹でた野菜、もやしやほうれん草を醤油、酢、ごま油で和えます。

○カレー味

右でご紹介した、「基本・酢漬け」や「洋風・バルサミコ酢漬け」の野菜ストックにカレー粉を入れます。少しスパイシーになって美味しいですよ。

魔法の習慣

No.39

60代からは油の摂り方に注意しよう

油、つまり脂質はタンパク質、炭水化物と並んで3大栄養素のひとつです。身体を作るためには欠かせない栄養素で、細胞膜を形成する、肌や髪を健康に保つ、脳や神経の機能を保つ、ホルモンの材料になる等の役割があります。不足すると血管が弱くなったり、肌の潤いが失われ乾燥しやすくなったり、髪がパサついたりと、健康と美容によくありません。

ただし、油には身体に良い油と悪い油があります。悪い油を摂ると、血中のコレステロール値を高めてしまったり、免疫力を下げてしまいます。また、良い油の中にも摂り過ぎると悪い油になるものがあります。

どの年代も、油の摂り方を注意することは大切ですが、特に60代からは、油の摂り方は大切なポイントとなります。コレステロール値が高くなると動脈硬化や心臓疾患のリスクが増えるからです。成人病を予防するためにも油には気を配りましょう。

◆油の摂り方のポイント

・基本的には油はできるだけ摂らないようにする
・良い油だけ、自分にあったものを、加熱しないで、少量摂る
・酸化した油は摂らない（空気に触れて時間が経った油、揚げ物、練り物、干物など）
・トランス脂肪酸は避ける

◆積極的に摂りたい良い油

1・オメガ3系（魚油・アマニ油・エゴマ油など）

積極的に摂ってください。血中のコレステロール値を下げ、免疫力を上げます。

摂るときのポイント

・熱に弱いので加熱しないようにしましょう。（サラダや冷奴などにかけて食べると食べやすいです）

・冷蔵庫で保管し、なるべく1〜2か月以内に使いきることをおすすめします。
・ムリに油から摂取しないでも、青魚やくるみ等から摂るのもＯＫ。

オメガ3の推奨摂取量

厚生労働省は２・０グラム以上摂取することを推奨しています。

アマニ油、エゴマ油でしたら、小さじ1杯です。魚はさんま半身、いわしは大1匹、さばは半身、まぐろの大トロ2〜4切れ、中トロ4〜6切れくらいです。さばの水煮缶を汁ごと1缶食べると、1・5〜1・8グラム摂取できます。

ただし、魚は揚げ物にするとオメガ3の含有量が大きく減ってしまいますので避けてください。

特製ドリンクでオメガ3を摂取しよう

サロンのお客様やセミナーで、ダイエットにも健康のためにもおすすめしている特製ドリンクがあります。

トマトジュース１００ミリリットルにアマニ油を小さじ1杯入れるだけです。

飲むタイミングは、いつでもよいのですが、毎日の習慣にするために朝をすすめています。

私の主人が数年前に健康診断で中性脂肪の値が高く、コレステロールの値も高いと注意されました。飲み始めて6か月後には、中性脂肪の値が3分の1になりました。それからは毎日必ず飲んでいます。その後は中性脂肪の値、コレステロールの値は正常値です。

他にも続けた方から、体重が落ちた、風邪をひかなくなった、春に鼻がムズムズしなくなった、肌がきれいになった、肌の乾燥が気にならなくなったなどを伺います。毎朝飲んでいたら、食事を変えなくても1年で7キロ痩せたという方もいます。

いろいろな方におすすめして、その効果に私もびっくりしています。簡単にできますので、ぜひ試してみてください。

2・オメガ9系（オリーブオイル・キャノーラ油など）

コレステロール値を下げてくれます。

加熱しても大丈夫ですので料理に使いやすいです。

◆わざわざ摂らなくてもよい油・摂らない方がよい油

1・オメガ6系（サラダ油・大豆油・コーン油など）

体内で作られないので必要な栄養素ではありますが、意識して摂らなくても、外食や加工食品で摂取できます。多く摂ると体内でアラキドン酸という物質になり、その一部が体内の炎症を起こすことで免疫力が下がってしまいます。すると、口内炎、花粉の季節に弱い、鼻が弱い、アトピー肌、吹き出物、肌荒れなどの原因となりますので過剰摂取はよくありません。

2・飽和脂肪酸（肉の脂身）

牛、豚の脂身やラードはコレステロール値を上げます。肉の脂身、ハンバーグなどのひき肉料理、ベーコンなどに多く含まれますので、できるだけ食べないようにしましょう。

3・トランス脂肪酸（マーガリン・ショートニングなど）

トランス脂肪酸とは常温でも溶けないために加工された油に多く含まれます。体内に炎症を引き起こし免疫力を下げます。コレステロール値も上げます。また、心疾患（心筋梗塞など）、血管疾患（動脈硬化、脳梗塞など）、ガン、糖尿病、メタボリックシンドローム、アレルギー全般、慢性疲労、うつ病、認知症などの健康被害を引き起こすともいわれています。

健康のためにも美容のためにも、摂らないほうがよい油です。

トランス脂肪酸が多く含まれる食品は、「ショートニング」「加工油脂」「植物性油脂」「ファットスプレッド」などです。

ファットスプレッドとは、パンやクラッカーなどに塗る、ジャムでもバターでもない油脂系の塗りものです。クリームをはさんだクッキー、ケーキ、コーヒーフレッシュ、菓子パンなどに多く含まれます。女性が好きなものですよね。日本では男性より女性のほうが摂取量が多くなっています。

このように、一口に油といっても様々な種類があります。油を使い分けて、健康で美しい身体を手に入れましょう。

魔法の習慣

No.40

塩分を少なくする食事の工夫

年齢とともに味覚は鈍くなり、濃い味付けを好むようになります。一方で、血管がもろくなりますので、塩分を摂り過ぎると心筋梗塞や脳梗塞のリスクが高くなります。ですから、できるだけ意識して塩分を少なくしていきましょう。

では、1日にどのくらい塩分を摂ってもいいのでしょうか。厚生労働省の基準によると、高齢者の塩分摂取量の目安は7グラム未満です。醤油にすると大さじ2・5杯です。意外に少ないですね。

◆塩分を控える食事のコツ

1・味付けにカレー粉、酢、レモン、唐辛子などを使う

薄味にしやすくなります。

2・だしを濃い目にして、みりん、砂糖を控える

だしを利かせることで塩分を抑えることができますが、みりんや砂糖で甘くしてしまうと、塩分を濃くしないと味のバランスがとれなくなってしまいます。

3・加工食品は控える

カップ麺、ハム、カレー、干物、たらこなどは塩分が多く、1食で1日分の塩分を摂ってしまいます。できるだけ、肉、魚、野菜などを原型のまま、炒める、煮る、焼くなどでシンプルに食べましょう。たとえば、干物よりお刺身がおすすめです。

4・きちんと発酵させてある減塩味噌や減塩醤油を使う

発酵食品を摂ることは健康のためにおすすめです。味噌や醤油もきちんと発酵させているものを選びましょう。「医者代をかけないために、味噌にお金をかけろ」という言葉もあるそうです。選ぶ時の目安ですが、原料に酒精、アルコール、エタノールと記載されているものは、十分に発酵させていないので避けましょう。

POINT

□BMIは22・0〜23・4を目指す

□腹7分目を心がけ、サーチュイン遺伝子を活性化させる

□体重を毎日量って記録する

□3食食べていても栄養失調になっている可能性があるので、食事の内容には気をつける

□たんぱく質を、体重1キロ当たり1・06グラム以上摂取する

□「まめ・ごま・肉・わかめ・野菜・魚・しいたけ・イモ類・米」＝「まごにわやさしいこ」をバランス良く摂る

□ダイエットをするなら甘いものから減らす

□油はオメガ3系を中心に摂り、オメガ6系、飽和脂肪酸、トランス脂肪酸は避ける

□だしやスパイスを利用して塩分摂取量を控える

Chapter6

体形と健康を保つエクササイズ

魔法の習慣

No.41

60代から運動をするときの注意点

代謝や筋力は何もしないと減っていく一方ですので、60代からは意識して日常生活に運動を取り入れることが重要です。また、運動で筋肉をつければ骨粗しょう症の予防にもなります。

シニアフィットネスの専門家（健康運動指導士）の吉田真理子さんに60代から運動をするときの注意点を伺いました。

吉田さんが多くのシニアに運動を指導していて感じることは、**65歳から75歳が勝負**だということだそうです。

65歳前後から、特に立っているときや座っているときに姿勢を保つ抗重力筋が急に落ちていきます。すると、まっすぐ立てなくなり、前屈みになって、骨も縮んでしまうのだそうです。適切な運動を行なって適度な筋肉を維持していきましょう。

運動を行なう上で気を付けていただきたいことは、いままで運動していなかった方は、徐々に身体を慣らしていく必要があるということです。骨粗しょう症で骨がもろくなっていると、突然激しい運動を行なうと骨折につながる危険性があります。

いままで運動をしていなかった方は、まずウォーキングから始めましょう。

足腰のトレーニングだけでは、歩く筋肉は鍛えられません。実際に重力に逆らって立ち上がり、歩くことが必要なのです。少し早歩きで、背筋を伸ばし歩きましょう。

そして、スクワットも必ず取り入れたいトレーニングです。65歳くらいから衰えが目立つ筋肉は太もも、ふくらはぎ、骨盤底筋です。これはスクワットをすると、鍛えることができます。

今まで運動をしていた方も、これから始める方も、姿勢を正しくして歩くことと、スクワットを両方行なうとよいでしょう。また、水泳をしている方も、水泳は骨を丈夫にする効果が少ないので、陸上での運動も取り入れてください。

60代から筋トレを始める場合は、地域のスポーツセンターやスポーツジムで専門のトレーナーに指導してもらうと安心です。筋肉がつくには3か月必要なので、3か月はがんばって続けてみてください。

おすすめストレッチ

運動を行なう際は、ストレッチを忘れずに行ないましょう。筋肉や関節をほぐすことができます。

また、筋肉の温度が高くなり、代謝が上がります。関節の動く範囲を広げますので、捻挫や怪我の予防にもなります。3分から5分程度でできますよ。

1 背伸びをする

手指を組んで裏返し、息を吸いながら、両手を上げてゆっくり背伸びをします。
余裕があればつま先立ちをします。
息を吐きながら、両手を離して、ゆっくり下に下げます。

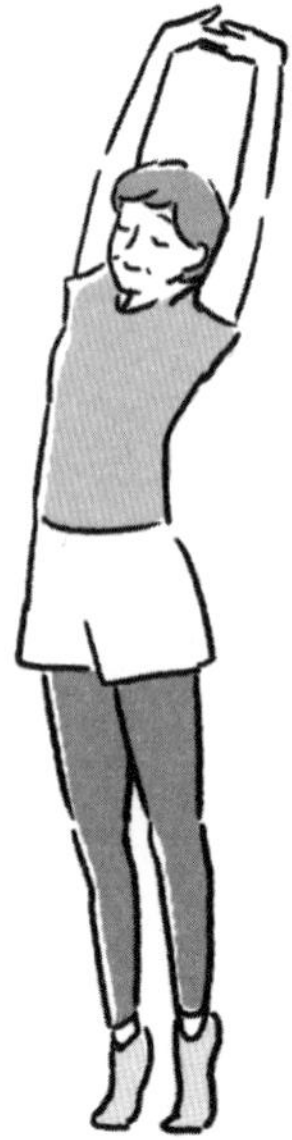

2　アキレス腱を伸ばす

足を前後に大きく開いて、後ろ足のかかとを地面につけたまま、息を吸います。息を吐きながら、前ひざを曲げて体重を前足にのせます。後ろ脚のアキレス腱が伸びるのを意識します。

左右の足を交互に行ないます。

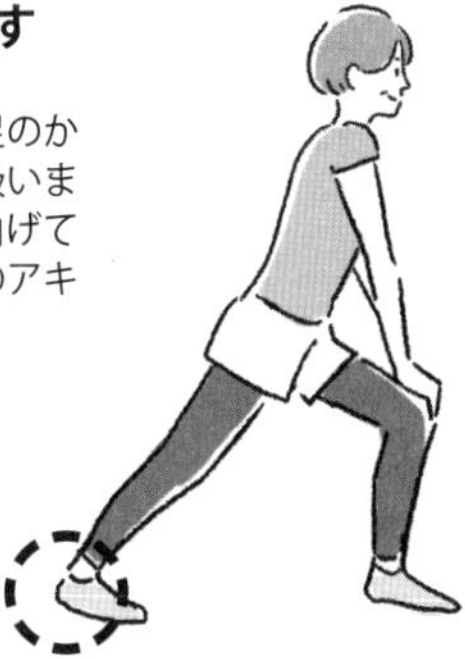

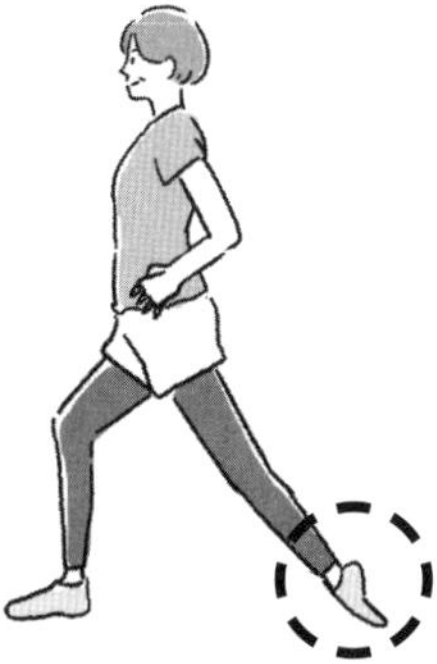

3　足の甲を伸ばす

一方の足で身体を支え、もう一方の足の甲を地面に押しつけるようにして、息を吸います。息を吐きながら足の甲やすねを伸ばします。

左右の足を交互に行ないます。

4　足首を回す

立ったまま、片方の足の先を地面につけて、回します。逆方向にも回します。左右の足を交互に行ないます。

（安定しない方は、椅子などにつかまって転ばないようにしましょう）

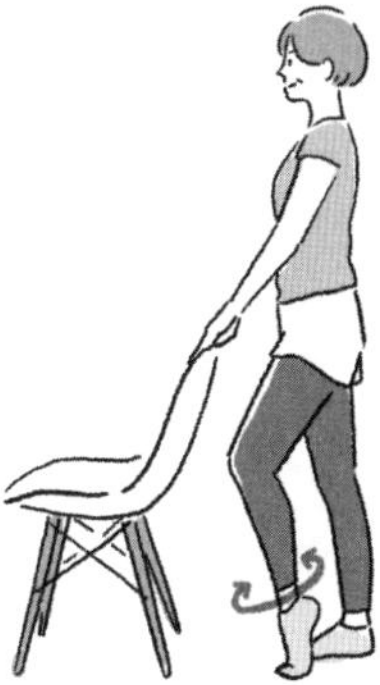

魔法の習慣

No.42

背中が丸まらない習慣

姿勢を保つ努力をすることでも、全身の筋肉に刺激を与えることができます。私のサロンでは美容矯正と姿勢矯正をします。

理想の姿勢は背骨がSの形にカーブしていますが、年齢とともに背中が丸まってしまいます。背中が丸まり、あごが前にでて、腕の付け根を前に巻き込み、お腹がでてしまいます。下半身は膝が前にでて、股関節とももの前の筋肉が硬くなります。

主な原因は筋肉の衰えと骨粗しょう症だといわれています。

他の項でも説明しましたが、閉経後は骨がもろくなり、骨粗しょう症になりやすくなります。

また、年齢とともに背骨を支えている筋肉の量も減ってしまいます。**骨粗しょう症を防ぐこと、筋肉を増やすことは姿勢をきれいに保つためにとても大切**です。

背中が丸まると、肩こり、腰痛の原因になるだけではなく、肺や胃腸が圧迫されるため、呼吸がしにくくなる、消化不良や食欲不振になる、便秘になりやすい、血流が悪くなる、などさまざまな不調につながります。

背が縮んでしまい、見た目も老けて見られてしまいます。

60代でも若く見える方は、背筋が伸びています。

健康のためにも、美容のためにも、背筋の伸びたすらっとした姿勢を保っていきましょう。

姿勢を良くして筋力もアップするエクササイズをご紹介します。

キャットアンドドッグ

呼吸とともに背骨を動かすことによって、背中を柔らかくして、猫背の姿勢を改善します。

1 腕は肩幅、足は腰幅に開いて四つん這いになる

手の平は肩の真下に、膝は骨盤の真下につきます。手の指は均等に広げましょう。

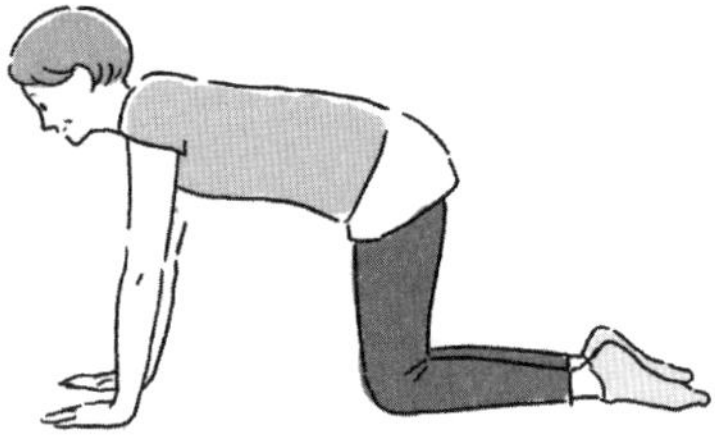

2 ゆっくり息を吸いながら、胸を天井の方へ引き上げ、視線も天井に向ける

首と肩を離して首を長くしましょう。首や肩はすくめないようにして、胸を天井に向けます。ゆっくりと息を吸いながら行ないます。

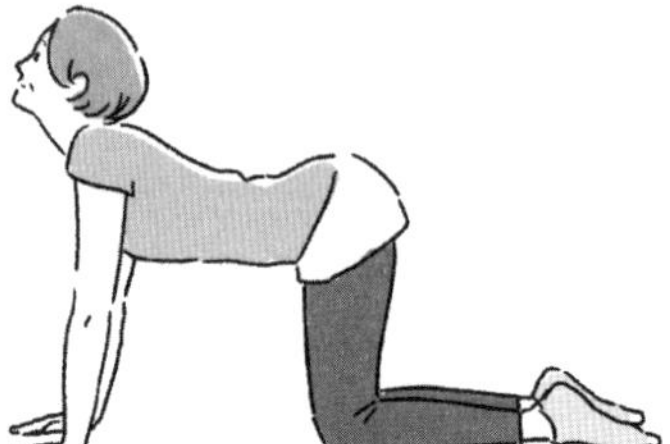

3　ゆっくりと息を吐きながらおへそを覗きこむようにし、背中を丸めていく

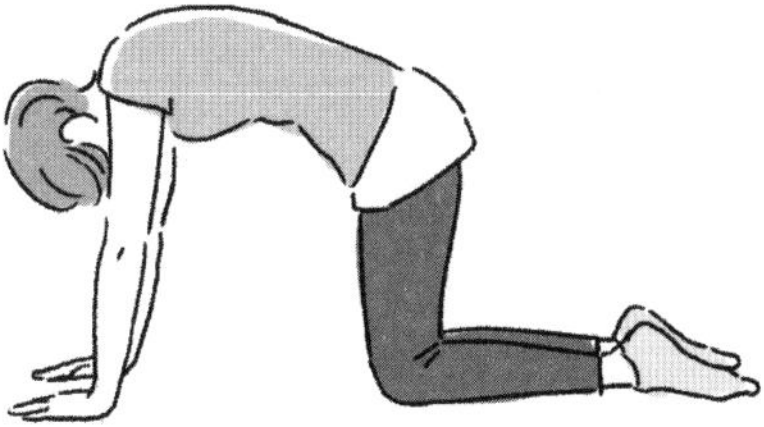

4　2と3を呼吸にあわせて、ゆっくり繰り返す

5回から10回くらい繰り返します。

腰痛の方は様子をみて行なってください。腰痛がひどくなるようでしたら、すぐにやめてください。

椅子に座って行なうキャットアンドドッグ

キャットアンドドッグは椅子に座っても行なうことができます。身体への負担が少なくなります。また手軽にできるので、テレビを見ながらでも行なってみてください。

1 椅子に座り、足を腰の幅くらいに広げ、手を膝の上に置く

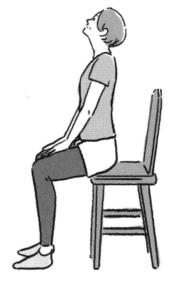

2 ゆっくりと息を吸いながら、骨盤を前に倒し、胸を天井の方へ引き上げて、視線も天井に向ける

ふらつくようでしたら、手を座面に添えて体を支えましょう。

3 ゆっくりと息を吐きながら、
骨盤を後ろに傾け、
おへそを覗きこむようにし、
背中を丸めていく

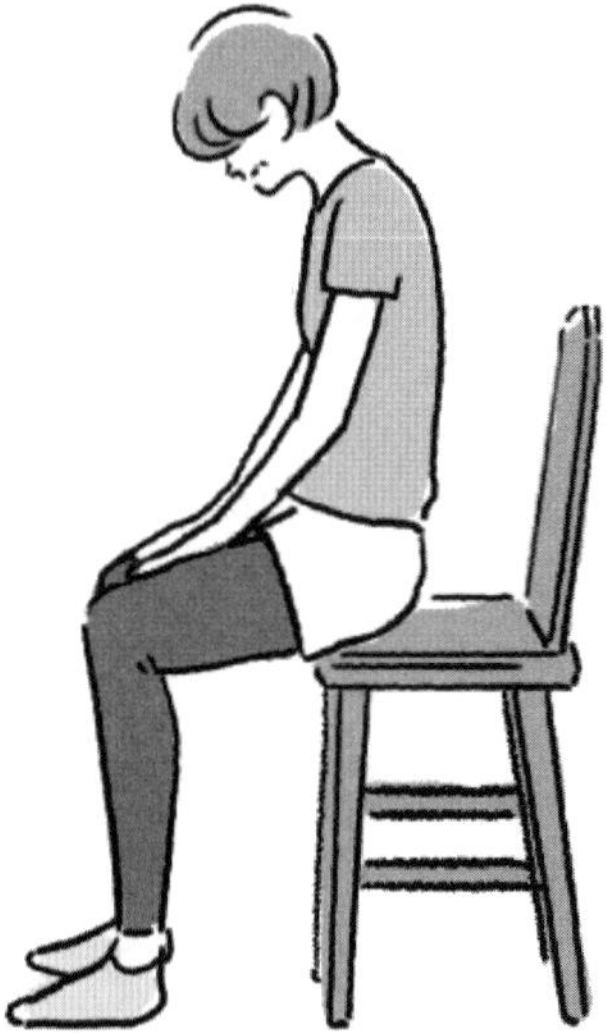

4 2、3を5～10回、呼吸に合わせて
繰り返す

肩周り、肩甲骨周りをほぐすエクササイズ

５つのポーズをとりながら、肩を前から４回まわします。後ろからも４回まわします。いろいろな角度で肩甲骨を動かすことができます。肩甲骨が動いていることを意識しながら行なってください。

1　肩に手をおいた状態で、肩を前と後ろに４回ずつまわす

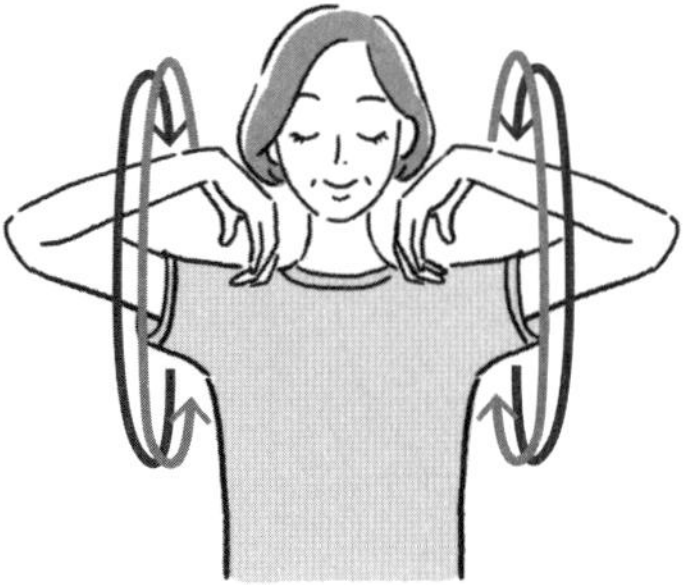

2　手の平を前に向け、耳の横に置いて、手で内向きの円を４回描く 外向きにも同様に４回円を描く

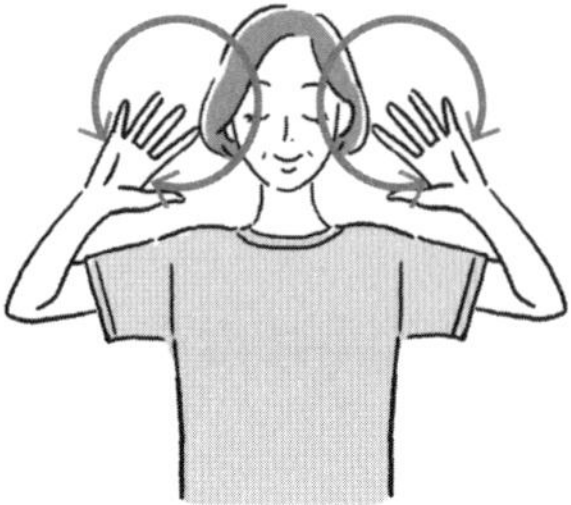

内向きの円を描くときは、肩が前から後ろに回るように動かしてください。
外向きに円を描くときは、肩は後ろから前に回してください。

3 今度は肘を90度にして、2と同様に、手で内向きに4回円を描く 外向きも同様に 4回行なう

窓を拭くようなイメージです。

肩は2と同様に、内向きの時は前から後ろ、外向きの時は後ろから前に動かしてください。

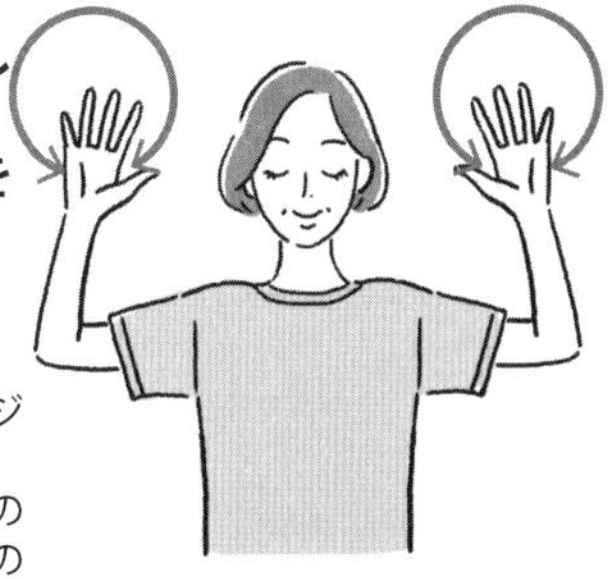

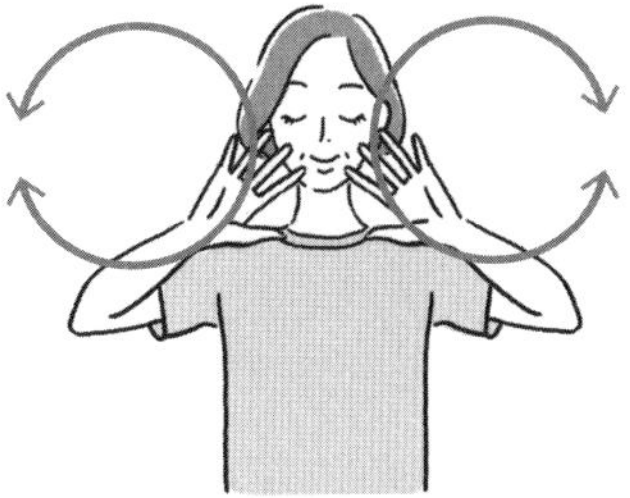

4 手を眼の高さくらいに上げて、2と同様に手で内向きに4回円を描く 外向きも同様に 4回行なう

手の平は前に向けたままにしてください。
肩もこれまでと同様に動かしてください。3より大きく回します。

5 手を伸ばして、2と同様に手で内向きに4回円を描く 外向きも同様に 4回行なう

大きく回しましょう。
肩もこれまでと同様に動かしてください。

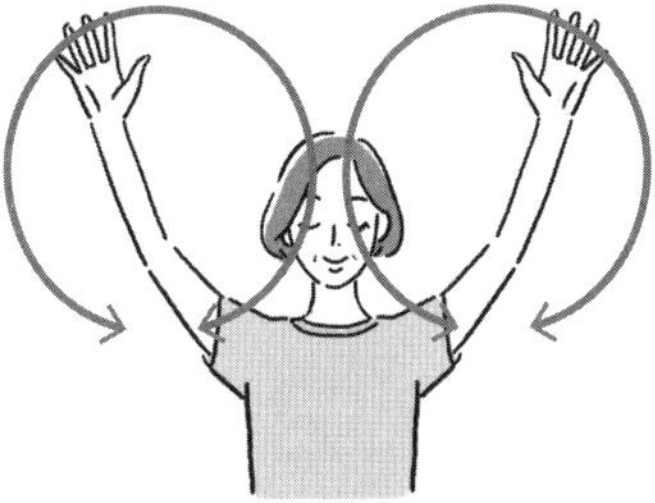

股関節を動かし、ももの前の筋肉を鍛えるエクササイズ

トレーニングで行なう、いわゆる「もも上げ」です。ふらつく方は片手で椅子の背につかまって行ないましょう。

数を数えながらやります。１００回を目標に数えながらやってみましょう。散歩の途中に行なうこともおすすめです。

1 片方のももを股関節の高さくらいまで上げる

膝は90度にしなくてもよいですが、足首は90度にしてください。股関節から上げることを意識してください。

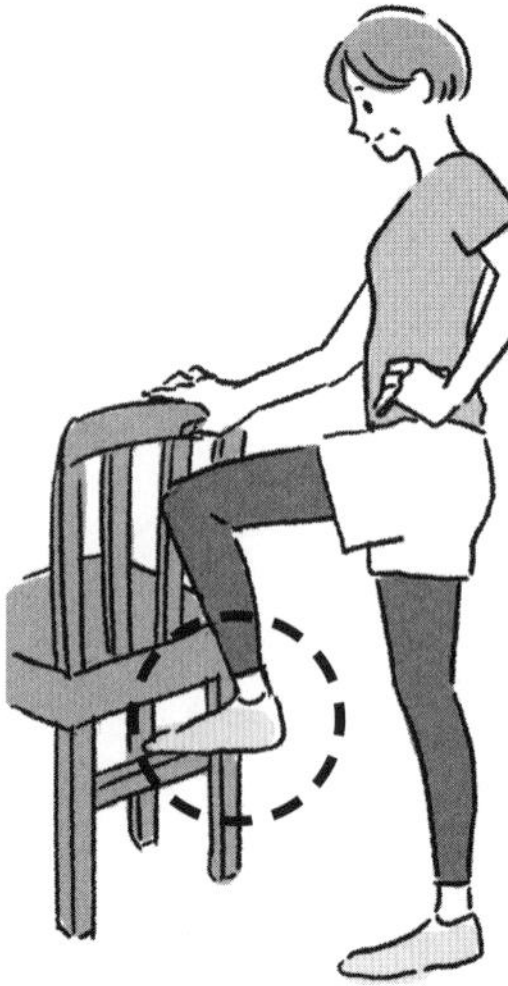

2 反対側の足も同様に行なう

3 腕もつけて行なう

ふらつかない方は、腕をふりながら行なうと、
腕の運動にもなります。
腕は後ろに引くように意識してください。

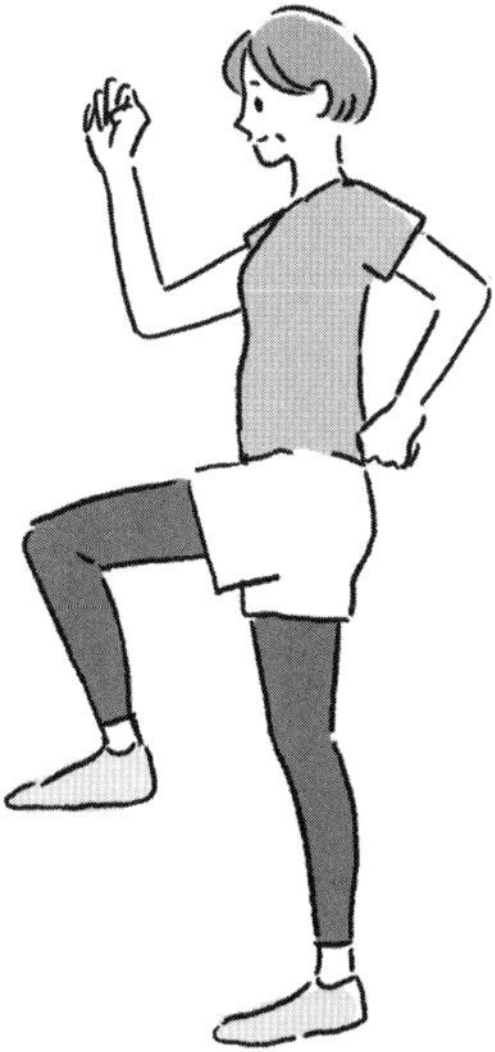

この運動はいろいろな効果があります。筋肉を鍛えることと、転倒予防です。
まず、太ももの筋肉を鍛えることができ、下半身の筋肉の衰えを防ぎます。足首まで意識しますので、ふくらはぎの筋肉も鍛えることもできます。さらに、足を高く上げる習慣がつきますので、つまずいて転ぶことを防ぎます。足先がつまずいて転ぶことが多いのですが、足首を90度にしますので、防ぐことができます。
転倒予防のために、家の中ではもも上げを意識しながら歩くとよいですね。

◆もも上げをしながら脳も鍛えるエクササイズ

エクササイズやもも上げに慣れてきたら、同時に脳も鍛えてみましょう。**もも上げの運動中に、数を数えて、3の倍数のときに手をたたく**ようにしてください。

「コグニサイズ」と呼ばれる、国立長寿医療研究センターが開発した、認知症の予防のためのエクササイズです。

簡単な計算やしりとりなどの課題を運動と一緒に行なうことで、認知症の予防と健康促進を目指します。

コグニサイズは、脳を使うことと運動を同時に行なうデュアルタスク（2つの作業を同時に行なうこと）によって、脳の活動を活発にします。軽度の認知症が改善されたという研究発表も報告されています。

いつもと違うことを行なうと、脳は活性化します。3の倍数に慣れたら、次は5

の倍数、６の倍数と変えていきましょう。

身体を動かしながら、少し迷ってしまうぐらいの計算をするのがよいので、簡単な計算から始め、慣れてきたらレベルアップしていくとよいでしょう。

手をたたくタイミングや計算を間違えてしまっても、身体は動かしてください。間違えたことを笑って、楽しんで行ないましょう。

ウォーキング中にも行なうことができます。ウォーキングをしながらしりとりをする、ウォーキングをしながら１００から3の倍数を引いていく、などです。

魔法の習慣

No.43 脚と背中を鍛えて美脚を保つ

60代になっても20代の頃と体形が変わらない方もいます。背筋も脚もすらっとしています。そのような方は、背中と脚の筋肉が衰えていません。

年齢とともに脚はO脚になります。内側の筋肉が衰えてきますので、歩くときに脚に力を入れなくなり、外側の筋肉に頼って歩くクセがつきます。すると、だんだんガニ股になってしまうのです。背中も丸くなります。

普段から背筋を伸ばして脚に力を入れて、颯爽と歩くように意識してみましょう。若い時にハイヒールを履いていた時のような歩き方です。歩き方がハツラツとしていると、華やかな印象になります。

60代でもまだまだ現役のエステティシャンが多くいますが、みなさん、背筋もしゃきっとしていて、歩き方もハツラツとしています。

そのなかでもエステココの塚田美砂子さんは、60歳を過ぎてもすらっとした美脚を保ち、毎日9センチのハイヒールで颯爽と通勤しています。低い靴を履くと、脚の形が悪くなりそうなのでハイヒールを履き続けているそうです。

美脚の秘訣を伺うと、運動はしていないのですが、**毎日姿勢に気を付けて、9センチのハイヒールを履いて、30分くらい歩いて通勤している**ことだと仰っていました。その結果、背中と脚の筋肉が鍛えられたのでしょう。

また、できるだけ脚を冷やさないようにしているそうです。お仕事中も温める効果のあるスパッツやソックスを白衣の下に穿いています。寝るときも脚全体を覆う、ももまであるフルサポートスパッツを穿いています。

女性にとってハイヒールで颯爽と街を歩くことは憧れですよね。

欧米では60代になってもハイヒールで街を歩く女性は少なくありません。ヒールのある靴を履いてしゃきしゃきと歩くと脚と背中の筋肉が鍛えられます。たまには挑戦してみてもよいですね。

魔法の習慣

No.44

エクササイズシートを作る

アンチエイジングセミナーで使っているエクササイズシートを紹介します。毎日チェックしていると、習慣化することができ、やり忘れも防ぐことができるので、とても好評です。毎日全てを行なわなくてもよいので、できたことを記録してみましょう。

内容をご自分にあわせて変えてもいいです。

拡大コピーしてお使いください。

トレーニング内容			掲載ページ	月　日	月　日	月　日	月　日	月　日	月　日	月　日	月　日	月　日	月　日
ストレッチ	背伸び	5回	160										
	アキレス腱5回ずつ	左右5回ずつ	161										
	足の甲を伸ばす	左右5回ずつ	161										
	足首まわし	左右5回ずつ	161										
エクササイズ	肩回し	5種類前後4回ずつ	168 169										
	キャット&ドッグ	5回	164 165										
	もも上げ	50回	170										
	かかと上げ下げ	10回×3セット	106										
呼吸	片鼻呼吸	10回	104 105										

魔法の習慣

No.45

疲労が残らないようにする

年齢とともに身体の疲れの回復が遅くなります。60代からは、1日運動したら、1日身体を休めるというペースがよいようです。

動かな過ぎもよくないのですが、動き過ぎもよくないのですね。

休養には「積極的休養」と「消極的休養」があります。

1・消極的休養

眠る、家でごろごろしている、ぼーっとしている、温泉、入浴、マッサージなど身体を動かさない休養方法です。

2・積極的休養

身体が疲れているときに軽めの運動を行ない、血行を良くして、疲労の回復を促します。ストレッチ、軽いウォーキングなどです。

運動をした日の翌日は、積極的休養をとって血行を良くするほうが、何もしないよりも疲労が回復しやすくなります。

消極的休養になる温泉、入浴、マッサージは、身体を休めながらも血行を良くしますので、昔から効果的な疲労回復の方法として親しまれていますね。

次のチャプターでご紹介するマインドフルネス呼吸法は脳の消極的休養です。脳を休めるためにはおすすめです。

60代を過ぎると、疲労の回復に時間がかかります。様子をみながら、2種類の休養法を試してみてください。積極的休養をとるために軽い運動をして疲れてしまったら、翌日は消極的休養をとって、体を休めてもいいですね。

使い分けて、疲労の回復を図っていきましょう。

また、疲労回復のためには栄養を摂ることも大切です。筋肉を作るたんぱく質や疲労の回復を促すビタミンを含んだバランスの良い食事を心がけましょう。

魔法の習慣

No.46

運動をすれば睡眠の質も良くなる

年齢とともに、寝つきが悪くなった、夜中に何度も目が覚める、早朝に目が覚めて眠れなくなる、とお悩みの方もいらっしゃるのではないでしょうか。

眠れなくなってしまうのは、夜の睡眠に必要なホルモン「メラトニン」が加齢とともに減ってしまい、体内時計が乱れてしまうからです。

また、成長に必要な「成長ホルモン」は睡眠時に多く分泌されますが、成長する必要がなくなると、生理現象として眠りが浅くなるということも一因です。

睡眠時間は若い頃よりも1時間から2時間ほど短くてよいのです。

そうはいいましても、眠れないのはつらいことですよね。

運動を行ない、日中の活動量を増やせば睡眠の質も高めることができますよ。

運動をすると体が疲労しますので、骨や筋肉を成長させる必要がでてきて、成長ホルモンが必要になります。体が成長ホルモンを分泌させようとするため、深く眠ることができるのです。

運動以外にも次のことを行なうと睡眠の質が向上します。睡眠環境を見直してみましょう。

睡眠の質を良くするための習慣は次の通りですので実践してみてください。

・寝室は暗くする
・低い温度のお風呂に入り、体を少し温めてから寝る
・午前中に日光を浴びる
・寝る時間、起きる時間、食事時間を一定にする
・昼寝は20分以内でベッドを使用しない
・寝る前の4時間以内に負荷の高い運動をしない
・薬に注意する（主治医に相談してみてください。たとえば認知症治療薬のコリンエステラーゼ阻害剤は熟睡障害の原因になることもあります）
・腰痛や膝痛などで眠れない場合は痛みのコントロールを医師に相談する

POINT

- □正しい姿勢でのウォーキングとスクワットを3か月続けよう
- □運動前には忘れずにストレッチ
- □背中が丸まらないよう、エクササイズをしよう
- □ヒールのある靴を履こう
- □「消極的休養」と「積極的休養」を織り交ぜて疲労を残さないようにしよう
- □運動で睡眠の質をあげよう

Chapter7

認知症予防のための 脳を成長させ続ける習慣

魔法の習慣

No.47

脳は何歳になっても成長する

脳科学者の加藤俊徳先生によると、**脳は80代、90代になってもまだまだ成長する余地がある**そうです。衰えを防ぐだけではなく、成長させることもできるのです。鍛え続ければ、１２０歳まで生きる能力をもっているそうです。なんだか明るい気持ちになりますよね。

とはいいましても、近頃物忘れがひどくなったと感じている方も多いと思います。これは、脳の記憶に関わっている部分である「海馬」の細胞が、一番早く老化が進んでしまうからです。

ただ、物忘れがひどくなるのは、老化だけが原因ではありません。学生時代を過ぎると、覚えるということをしなくなりますので、海馬を使う機会も減ります。使わないとさらに衰えてしまいます。もの忘れは、記憶する脳の機能を使っていないことが原因ですので、「覚えること」も鍛え直していきましょう。

なにかを覚えることにも挑戦してみてください。

温泉ソムリエ、世界遺産検定、神社検定など、最近は興味深い検定がたくさんあります。これからは外国の方が来日する機会が増えるようなので、英語などの語学を始めるのもいいかもしれません。

若い頃よりは時間がかかるかもしれませんが、鍛えると「物忘れしていた自分」を忘れることができますよ。

私の母も、77歳から詩吟を始めました。今まで接していない漢詩を暗記しなければならなくなりましたが、楽しく吟じています。年に何回か発表会もあり、1人でステージに立って、多くの人の前で吟じます。ものすごいプレッシャーだそうですが、それも刺激になっているようです。

電車を待つときなど、1人でぶつぶつ言っているのでどうしたのかと思ったら、暗唱した詩吟を復習していました。「なにかに向かって努力する」ということも思い出したようです。

魔法の習慣

No.48

脳トレーニングを毎日の習慣にする

脳は鍛えれば成長すると申し上げましたが、脳トレといわれてもなにから始めればよいかわからない、という方もいらっしゃることでしょう。

読み、書き、計算を毎日繰り返す「学習療法」を東北大学の川島隆太教授がすすめています。

私のおすすめは、脳トレーニングのドリルが1冊の本になっている『脳活道場』(わかさ出版)です。クイズ形式の漢字当てや、計算、暗号当て、四字熟語、ことわざ、ナンバークロスワードなど、数種類のパターンの脳トレーニングがドリルになっています。計算力、推理力、記憶力、発想力、想像力、言語力など脳の様々な部分を鍛えることができます。

1年に数回、2か月または3か月ごとに出版されています。1冊800～900円くらいです。1日2ページ、60日(または90日)分あり、毎日の点数記録シートもついていますので、達成度合いや上達の具合が目に見えてわかります。モチベーションも上がり、楽しく続けることができます。

毎日のドリルといいますと、小学生の頃の夏休みの絵日記のようですね。1日休んだら、次の日に2日分やったり、1週間たまったら、がんばって7日分やったりと、昔を思い出して、なんとかやりきってみましょう。

また、ほかにも、いろいろな脳トレドリルがでています。人気が高いのは、ナンバークロスワードだそうです。懸賞付きもありますので、わくわくしながら行なえそうです。

私が講師をしているアンチエイジングセミナーでは、まちがいさがしが好評です。みんなでワイワイとやっています。すぐに見つけられる箇所や、なかなか見つけられない箇所があり、見つけられない箇所を見つけられたときは、「やったー」とみんなで喜びます。

また、計算、迷路などのいろいろな脳トレドリルが、インターネットでもダウンロードできます。ゲーム形式で行なえるサイトもあり、パソコン、スマホ、タブレットなどで、無料で行なうことができます。

脳のいろいろな部分をトレーニングするため、脳トレはいくつか種類がありますが、同じことを毎日しないように注意してください。脳の機能をまんべんなく鍛えるために、いろいろな種類の脳トレをするようにしましょう。

ついつい好きなものや得意なことばかり続けてしまいますが、**あえて不得意なものにも挑戦してみてください**。少し訓練すると計算はすぐにできるようになります。発想力や空間把握のドリルは不得意な方が多いようです。衰えた機能を鍛えるためにも、苦手なものを続けてやってみましょう。上達したときに、喜びも大きくなります。

◆脳トレ問題に挑戦してみましょう

アンチエイジングセミナーで脳トレをすると、みなさんが一番苦労しているのが、時計判断です。鏡に映った時計の時間を当てる問題です。意外に難しいので、挑戦してみてください。

時間は何時を示していますか？

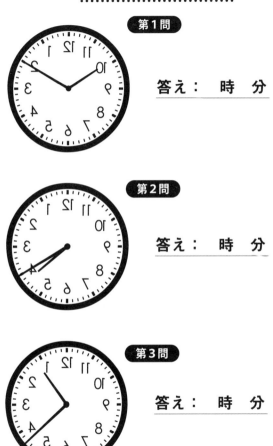

第1問

答え：　時　分

第2問

答え：　時　分

第3問

答え：　時　分

※答え：第１問：10時10分／第2問：4時20分／第3問：1時22分

魔法の習慣

No.49 スマホ、タブレットを使って生活を便利にしよう

脳トレには、新しいことを始める、というのも効果的です。

60代の女性におすすめなのは、**スマートフォンデビュー**をすること。60代の方だと、お仕事でパソコンを使っている世代ですので、使いこなしている方もいらっしゃると思いますが、携帯電話しか使ったことがないという方は、ぜひこの機会にチャレンジしてみてください。文字が小さくて読めないという方は、タブレットもおすすめです。

スマホを持つメリットはたくさんあります。

画面が大きいので、携帯電話よりメールなどを打ちやすい、操作するときに携帯電話よりも指を多く使うので、認知症の予防にもなる、などです。

料金も、安い通信会社が参入していますので、契約によっては携帯電話より安い料金になる場合もあります。

また、GPS機能がありますので、外出先で、急に怪我などをして動けなくなったときに、家族が居場所を捜すことができますので安心です。

さらに生活面での楽しみが増えます。カメラの性能が良いので、手軽にきれいな写真を撮ることができます。

散歩をしていて、きれいな景色に出会ったら、すぐに写真を撮ることができます。また、ご自分の日記代わりに外出先の風景を気軽に撮影できますし、お子さんやお孫さんの写真もすぐに撮ることができます。

ラインなどのSNSで家族でグループを作って、お孫さんの動画や写真をアップしてもらうと（SNSに動画や写真を載せることをアップするといいます）、離れて暮らしていても様子がわかります。ご自分の動画や写真をアップしてもよいでしょう。離れて暮らしているご家族とのコミュニケーションに、とても便利です。

習い事のお仲間や、ご友人同士でも、ラインで簡単に連絡をとりあうことができます。

私の母も3年前の77歳からスマホに替えました。

最初は「携帯で十分よ。それに、あんなに人差し指を使えないわ」としり込みをしていましたが、携帯が壊れて買い替えるタイミングで、思い切ってスマホにすることにしました。

同年代のスマホを使っている友人に「80歳を超えたら、スマホの操作を覚えられそうもないから、今のうちに変えたほうがよいわよ」と言われたそうです。

契約の時に、使い方がわからないときのサポートサービスをオプションでつけました。電話をすれば、教えてくれます。遠隔で画面の操作もしてくれます。

母は買ったばかりの頃は、わからないことがあるとすぐに電話していました。サポートの担当者がとても親切で優しく教えてくれるので、気軽に電話しやすかったようです。

1年もすると、だいぶ使いこなせるようになり、ほとんど電話サポートの助けを借りなくてもよいほどになりました。

今は、ラインのグループで孫と写真のやり取りをして、楽しんでいます。

娘の私にも、旅行に行くと、写真を送ってくれます。詩吟のお仲間ともラインでお稽古日や発表会の場所などの連絡ができるので、便利だそうです。

80歳の母がスマホを使って写真を撮っていると、レストランやお店の人に「うわー、スマホを使いこなしているんですね」と言われることもあり、上機嫌で使っています。

まだスマホデビューをしていない方は、60代のうちに、ぜひ使い始めてみましょう。

魔法の習慣

No.50 自撮りのすすめ

スマートフォンデビューをされたら、ぜひやってみていただきたいことがあります。「自撮り」です。

自撮りとは、自分の写真を自分で撮影することです。最近はインスタグラムやSNOWといったSNSの影響で若い方の間で大流行していますが、若い方だけではなく、60代を過ぎてもおすすめです。

50代を過ぎた頃から、写真に写ることを嫌がる人が増えます。「しわが増えてきたので、写真に写った自分を見ると、がっかりしちゃう」「写真だと太って見えるわ」「いまさら写真に写ってもねえ」などなどの理由を仰ります。

でも、自撮り写真がきれいに撮れると、まだまだきれいね、と自信がでて楽しい気持ちになれますよ。

若い方たちの自撮りを見ていると、きれいに見せるために、撮影方法を工夫しています。簡単にきれいに自撮りができる方法を紹介します。

1・スマホの持ち方

中指と薬指をスマホの背面において、人差し指と小指でスマホ本体をはさみます。スマホの画面を自分に向けて腕を伸ばします。シャッターは親指で押します。こうすると遠くまで腕が伸ばせる上に、ぶれずにシャッターを押すことができます。

近くからアップを撮るよりは、少し遠くから撮ったほうがしわが目立たなくなります。

ちなみにレンズはスマホのディスプレイの上にあります。レンズを見ると、目線が正面の写真を撮ることができます。

2・腕を伸ばして、少し斜め上から撮る

下から撮ると、二重あごになってしまいます。顔も大きく映りがちです。

少し斜め上から撮りましょう。あごは少し引きましょう。目が大きく見えます。

3・にっこりほほ笑む

慣れないうちは、シャッターどこかしらとついつい目を細めてしまいます。表情も険しくなります。

そのまま写すと、「なんだかこわい顔ねえ」ということになってしまいます。にっこり笑顔をつくって撮りましょう。

4・目は見開かないで、眉を少し上げる

目を見開くと不自然な顔になってしまいます。眉をほんの少し上げると、目が大きい印象を作ることができます。ほんの少し、2ミリか3ミリくらいです。上げ過ぎるとおでこにしわができてしまいます。

5・黒目に光が入るようにする

黒目に光が入ると、目の表情が生き生きして見えます。室内では、窓を見るようにして、暗いところでは、フラッシュをたくと黒目に光が入ります。

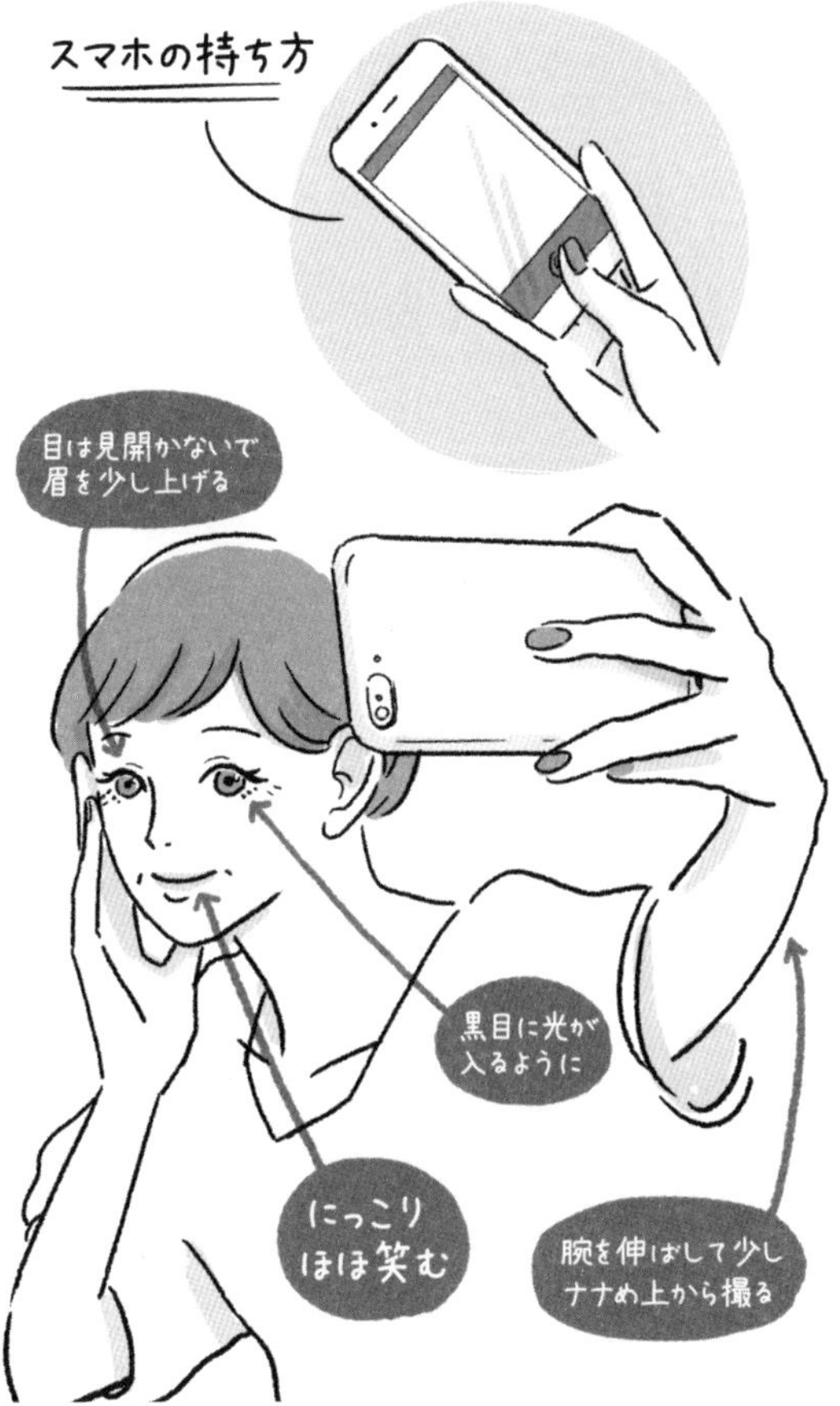
スマホの持ち方
目は見開かないで
眉を少し上げる
黒目に光が
入るように
にっこり
ほほ笑む
腕を伸ばして少し
ナナめ上から撮る

外出の際は背景も入れるようにしましょう。背景が入ると、どこで撮ったかわかりやすくなります。後で、そういえばこんなところに行ったのねと見返すことができます。

また、今読んでいる本や、お気に入りのお菓子、新しく買ったカップなど、小物と一緒に写ると気になる顔のラインをごまかすこともできます。後で見返しても楽しいです。

若い方のSNSにアップされているすごくきれいなお写真でも、ご本人とだいぶ違う場合があります。

メイク、髪型、ファッションなどで別人のようになっています。

このように自分をきれいに見せることを「盛る」と言います。

若い方でも盛っているのですから、60代でもどんどん盛っていきましょう。

きれいにメイクをして、紹介した自撮り方法で、にっこりして写ってみましょう。

「あら、まだまだきれいね」と自信がつきますよ。

さらに、まめに自撮りをしていると、ご自分の記録になります。毎日のご自分の変化もわかります。今日は顔色が良いわねとか、なんだか疲れているわね、などと気が付きますので、健康チェックもできます。

ぜひ活用してみてくださいね。

魔法の習慣

No.51

撮影散歩もおすすめ

散歩をしながらの写真撮影も脳の活性化になります。

写真撮影自体が、被写体を決める、構図を決める、ピントを合わせる、撮影する、という手順を追いますので、脳の前頭葉のいろいろな部分を使います。

また、被写体を決めるときは、「きれいねえ」とか「めずらしいわね」などと感じて写真を撮るので、気持ちも明るくなります。そのため、**撮影散歩は感情の老化も防いでくれます。**

それにスマホならとても軽いので、カメラを持ってでかけるよりも疲れません。桜、新緑、紅葉など四季折々、きれいな背景で自撮りをするのも楽しそうで、わくわくしますね。

また、2つのことを同時進行することも、脳への刺激になります。散歩をしながら写真を撮るということは、歩くこと、写真を撮ることを同時進行しています。運動脳も刺激されています。

散歩自体も、有酸素運動ですから前頭葉への血流が増えて、脳の働きが良くなります。日に当たると、骨粗しょう症の予防もできます。

散歩を日課にしている方も多いと思います。今日からはそこに、写真撮影や自撮りを織り交ぜてみるとよいですね。

スマホを持って散歩にでかけてみましょう。

魔法の習慣

No.52 写真や自撮りをSNSにアップする

自撮りのところで少し触れましたが、今、若い人の間ではSNSに写真をアップすることが流行っています。

写真を簡単にアップできる利用者の多いSNSは、フェイスブックやインスタグラムです。**せっかくスマホを始めるのでしたら、写真を撮って、フェイスブックやインスタグラムにアップしてみるのがおすすめです。**

フェイスブックは本名登録が必要ですが、知り合いを見つけやすいので知人に見せたいならばこちらがおすすめです。

一方、インスタグラムなら匿名でも登録できます。むしろほとんどの方はニックネームで行なっていますので、プライバシーが心配な方は、インスタグラムにニックネームで登録しましょう。その際、周りの方に知られたくない場合は、登録時に「電話帳とのリンク」をキャンセルにするようにしてください。

シニアのインスタグラムで話題になっているのが、西本喜美子さんです。

1928年生まれですので、今年で90歳です。ちょっと変わった自撮り写真を撮っているおばあちゃんとして、ネットで話題になっています。

写真集を出版したり、写真展を開くほど、人気があります。きれいな写真ではなく、笑える写真で、見た人から、「元気がもらえた！」「面白い！」と評判です。

テレビにも出演されて、「自分で撮っているので、自由に撮れるからできるのよ」と仰っていました。

西本さんは72歳のときに、写真教室に入り、写真を始めたそうです。それまでは一眼レフのカメラを触ったことはなく、一から始めました。

72歳で新しいことに挑戦するなんて、素晴らしいですね。西本さんも「今さら」と考えないタイプなのでしょう。

まだまだシニアでインスタグラムをしている人が少ないので、明日のスターはあなたかもしれません。

魔法の習慣

No.53

マインドフルネスで時には脳に休憩を

脳を成長させる話をしてきましたが、身体と同様、脳も適切な休憩を与えることでパフォーマンスを発揮できるようになります。

いつも疲れていて眠っても身体の疲れがとれない、ということはありますでしょうか。実は、疲れているのは身体ではなく脳である場合があります。脳の疲れが回復していないので、身体の疲れがとれないと感じるのです。

では、脳を休めるにはどうしたらよいでしょうか。

今、注目を集めているのが、マインドフルネスです。

マインドフルネスとは、「いま・ここ」に集中することで「あるがまま」を受け入れるという心の状態をつくる脳の休息法のことです。

◆マインドフルネスにはメリットがいっぱい

マインドフルネスは脳の疲れをとる他にも、様々な良い効果が得られます。脳を、マインドフルネスの状態にすると、リラックスして、不安感がなくなり、気持ちを安定させることができます。

また、気持ちはリラックスしているのですが、感覚が鋭くなり、ひとつのことに集中できるようになります。集中力が高まると、仕事やスポーツで結果をだしやすくなりますので、世界中の起業家や経営者、アスリートの間で注目されています。

初心者が簡単にこのマインドフルネスの状態になるためにおすすめの方法が「マインドフルネス呼吸法」です。

瞑想して意識を呼吸に集中するだけなのでとても簡単です。この呼吸法は「マインドフルネス瞑想」と呼ばれることもあります。

マインドフルネス呼吸法の効果は最新の脳科学でも立証されています。

『脳疲労が消える最高の休息法』（久賀谷亮著　ダイヤモンド社）によると、マインドフルネス呼吸法を行なうことで、思考能力や記憶力が良くなったり、脳の総合的機能が高まることが判明しているそうです。

また、脳科学の分野以外でも、認知症の予防、ストレスの軽減、睡眠の質の向上、ダイエット効果など、60代にとって特に役に立ちそうな効果がたくさんあります。

◆マインドフルネス呼吸の方法

マインドフルネス呼吸法は特に筋肉を使うこともなく、体力も必要ありません。何歳になっても、実行できます。

また、いつでも、どこでも、手軽に行なうことができます。椅子に座ってでもできますので、膝の痛い方でも大丈夫です。

時間は5分や10分でも効果が確認されています。5〜10分でしたら、毎日行なえますよね。週に1回30分行なうよりは、毎日5分行なうことが大切です。

できれば時間帯や場所も固定して行ないましょう。人間の脳は習慣化すると効果が出やすいそうです。

1週間から1か月くらいで効果を感じられるようになりますが、まずは8週間を目標にすると、自分自身の変化がわかります。

私も始めてから2週間くらいで、効果を感じました。甘いおやつを食べなくなったのです。自分では気が付かなかったのですが、家にあるお菓子が減らないので、そういえば最近お菓子が欲しくないなと思い当たりました。

甘いものはストレスを感じると、ついつい食べてしまいますが、マインドフルネス呼吸法によって、ストレスを感じることが減ったのでしょうか。

たしかに、家事や仕事の忙しさは変わらないのに、気持ちにも余裕が出てきた気がします。

まだまだストレスはありますが、少しずつ変わっているのだと思います。

それでは、皆さんもマインドフルネス呼吸を体験してみましょう。

◆マインドフルネス呼吸の方法

1・基本姿勢

椅子に座り、背筋を軽く伸ばして、お腹の力を抜きます。

手はももの上に置き、足を肩幅に開き、肩の力を抜いて目を閉じましょう。

（開ける場合は、2メートルくらい先をぼんやり見る）

2・体の感覚に意識を向ける

「足の裏が床についている」
「おしりが椅子に乗っている」
「手がももを触っている」

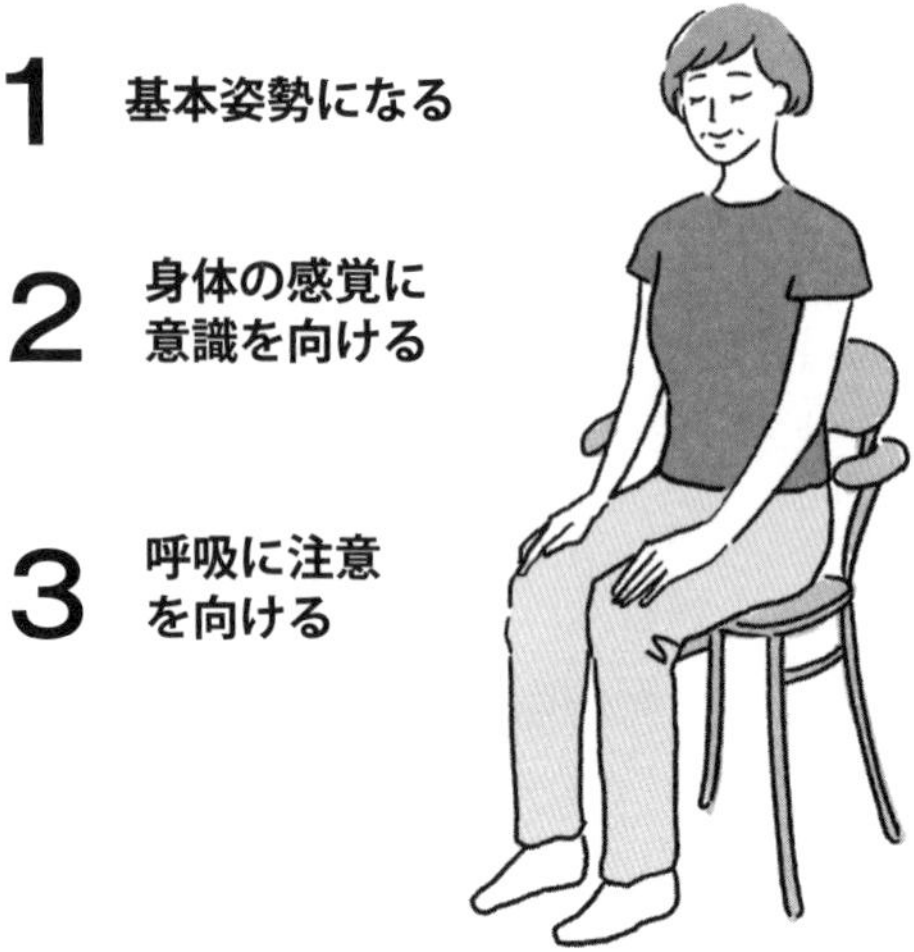
1 基本姿勢になる
2 身体の感覚に意識を向ける
3 呼吸に注意を向ける

など、体に意識を向けます。

3・呼吸に注意を向ける

自然に呼吸をします。できれば鼻で吸って、鼻で吐きましょう。
吸うときは、空気が鼻から入り、お腹がふくらむことを感じましょう。
吐くときは、お腹がゆるみ、鼻から空気が出る感覚を感じましょう。

意識を呼吸に集中するコツがラベリングです。
吸って吐くの一呼吸を「1、2、3……」と数えます。
10まで行なったら1に戻ります。あまり数が大きくなると、意識がそれるからです。

注意がそれて、雑念が浮かんだら、何に注意がそれたのかをそっと心にメモして、注意をまた呼吸に戻します。

POINT

- □暗記で海馬を刺激する
- □不得意な脳トレ問題に挑戦する
- □スマートフォンデビューする
- □スマートフォンで自撮りをしよう
- □スマートフォンを持って撮影散歩に出よう
- □撮った写真をインスタグラムにアップしよう
- □マインドフルネスで脳に適切な休息を与える

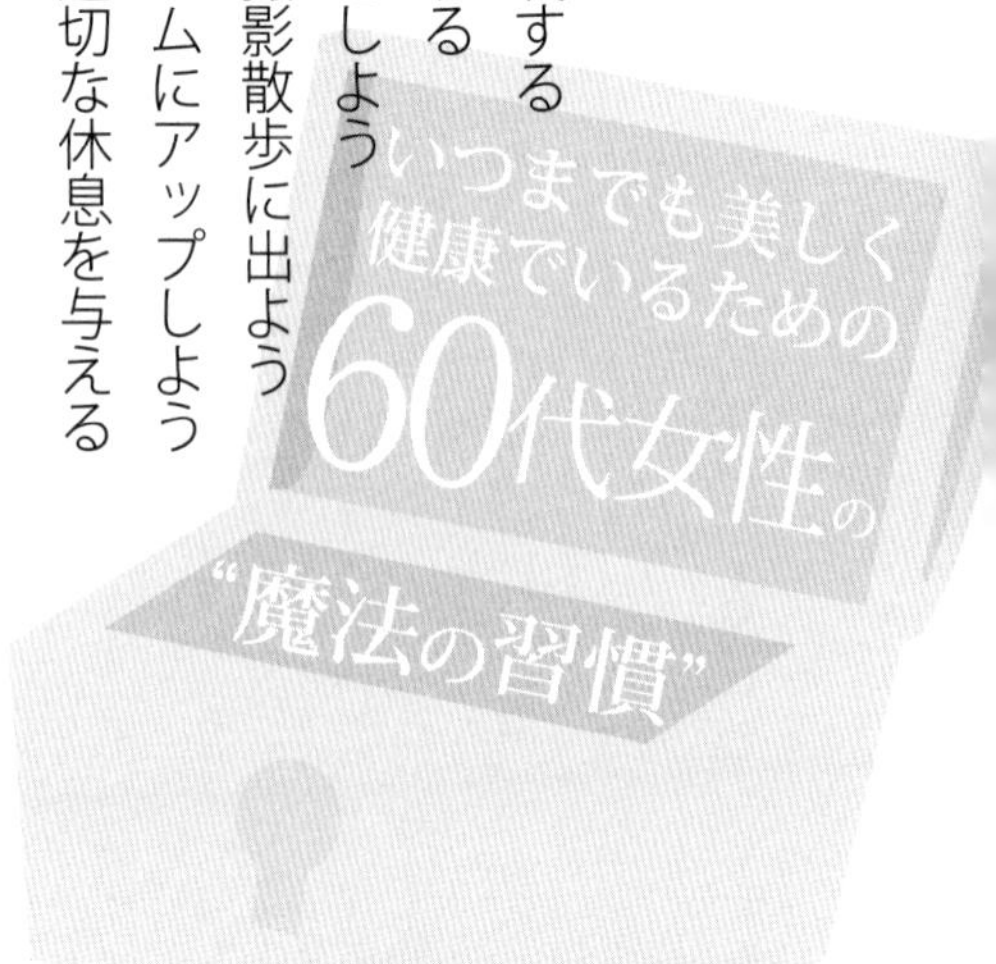

いつまでも美しく
健康でいるための
60代女性の
“魔法の習慣”

奇跡の美しい83歳、法城寺エイトさんの秘訣

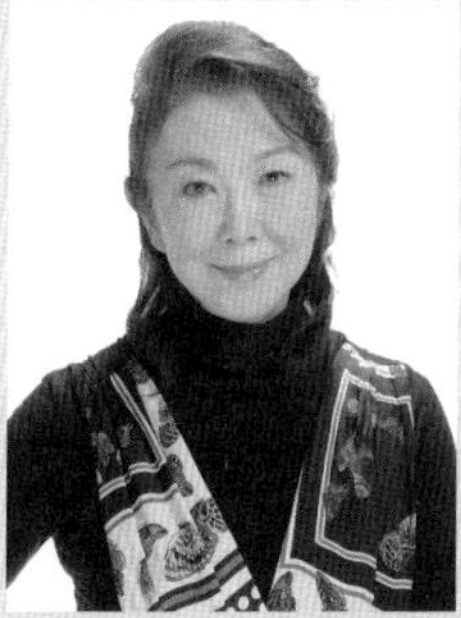
法成寺エイトさん

この本は「美しく元気なシニア」を目指して様々な事例をご紹介してきました。最後に、元気なだけではなく、きれいでおしゃれなシニアである、日本舞踊師範、タレントの法城寺エイトさんをご紹介したいと思います。

83歳という年齢が信じられないくらい若々しくて、おきれいな方です。背筋もピンとしています。なにより、顔に大きなしわも小さなしわも少なく、肌にハリがあり、とても83歳には見えません。でも、美容外科やエステで最新のアンチエイジング施術を受けているわけではなく、普通に生活されています。年を重ねていく上でお手本にしたい方ですね。

そんなエイトさんの美しさの秘訣を伺い、チャプター1でご紹介した3面美容の観点から、外面、内面、精神面に分けて分析してみました。

◆外面

①自分に合った毎日の習慣を持つ

エイトさんは、自分に合った肌のお手入れを毎日の習慣にしています。メイクは入浴するときに石けんの2度洗いで落とされるそうです。これは、肌の状態によっては乾燥してしまいますが、エイトさんは若い頃からされていて、肌が乾燥していないので、合っているのでしょう。

肌のお手入れも、エステに通っているわけではありませんが、自分で毎日お手入れをされているそうです。夜は、入浴後に化粧水、オールインワンクリーム、パックを。朝は、化粧水、オールインワンクリームを塗ります。

肌をきれいにするということは、生活の一部になっているそうです。

②おしゃれを楽しむ

エイトさんは、とてもおしゃれですし、装うことを楽しんでいます。

私がお会いした日は、黒のブラウスとパンツを着て、少し大きめのローズ色のネックレスをしていらっしゃいました。メイクもきちんとされていて、口紅の色がネックレスの色と合っています。

また、ウィッグでヘアスタイルを変えることもあるそうです。髪は年齢とともにボリュームがなくなってきますので、外見を整えるためにはヘアスタイルは重要です。日本舞踊のおけいこのときは長い髪をアップにしていますが、普段はウィッグで、ボブにしたり、ショートにしたりと、ヘアスタイルを変えて楽しんでいます。

③姿勢を意識する

多くの場合、年齢とともに筋肉が落ちて、背中が丸くなってしまいますが、エイトさんは日本舞踊で姿勢を正しますので、背中が丸まりにくいのです。

④体形に気を使う

太ったなと感じたら、気を付けてもとに戻すようにされているそうです。体重が増えかけたときは、食事に気を付けて、食べ過ぎないようにして、体重を落としています。太ると動けなくなるので、体形を維持するようにしているそうです。

◆内面

①体の不調を感じたら、すぐに病院に行く

最近も脳の血管造影をしてもらい、脳の血管につまりがないかを診てもらったそうです。脳の血管につまりがなく、脳梗塞の心配もなく、海馬（記憶や空間学習能力にかかわる脳の器官）もきちんと機能していると、お医者様からお墨付きをいただいたそうです。健康診断を受けるだけではなく、気になることがあったら、早めに病院に行くことが大切ですね。

②適度な運動で体を鍛える

エイトさんは日本舞踊のお稽古を週に3回して、お芝居の稽古を週に1回しています。日本舞踊は、背筋を伸ばすため、姿勢が良くなり、背中や体幹の筋肉が鍛えられます。また、中腰のため、足腰の筋力も使います。お芝居のお稽古は、声を出すので、肺活量や声量が必要となります。全身の筋肉をバランス良く鍛えています。

③食事はバランス良く

よく、お肉が好きなシニアは元気だといわれますが、エイトさんもステーキ、焼肉、とんかつ、うなぎが好きで、意識してよく食べるようにしているそうです。野菜もトマト、ほうれん草、小松菜、人参などの緑黄色野菜が好きで、トマトは1日に1個食べています。

白いものは体を冷やすので牛乳や乳製品は食べません。お米も玄米です。和食中心の生活でお味噌汁は毎日食べています。

バランスの良い和食中心の食事をしつつ、たんぱく質を適量を摂り、豆製品でカルシウムを摂り、抗酸化作用の高い、緑黄色野菜を食べていることが、体力維持と老化防止に役立っているのでしょう。

④毎朝特製ドリンクを飲む

黒ごま、きなこ、アマニ油、豆乳、青汁、粉末コラーゲンをまぜた特製ドリンクを毎日飲まれているそうです。黒ごまは抗酸化作用が高く、アマニ油はオメガ3脂肪酸を含みますので、血管の健康維持、免疫力アップ、脳の機能維持などが期待できます。青汁からは食物繊維を摂っています。コラーゲン粉末は良質のたんぱく質を摂ることができます。

⑤毎日入浴して、体を温めている

美容のための生活習慣で大切なことは、体を温めるということです。毎日湯船に入り、体を温めているエイトさんの習慣はとても理にかなっていますね。

⑥規則正しい生活をし、毎日出かけている

お1人で暮らしているので、マイペースですが、毎日なにかしら外出の予定があり、わりと規則正しい生活を送っています。

朝は7時くらいに起きて、夜は12時くらいに寝ます。

食事は1日3食食べています。朝は特性ドリンクとパン、お昼はご自分でお弁当を作って持っていき、お稽古中にお仲間と食べます。夜はご自宅で作って食べますが、炭水化物を抜いています。

マイペースで規則正しく、楽しく過ごしている、理想的な生活パターンですね。

◆精神面

①子供のような気持ちを持ち続ける

エイトさんは80歳を過ぎた今でも子供のような気持ちを持ち続けています。

好奇心が旺盛で、先日も、テレビでけん玉道選手権の番組を見たら、自分でもけん玉がやってみたくなり、すぐに買ってやってみたそうです。エイトさんは興味を持ったことはやってみるという気持ちを持ち続けているのですね。

②「今さら」という気持ちを捨てる

エイトさんによるとこれが一番重要なことだそうです。

「今さら」の一言から老化が始まります。周りの方を見ていると、「今さら」とすぐに言って、なにかに誘っても断る方は、どんどん老けていってしまうと感じるそうです。

「今さら」ではなく「今こそ」と思います。ついつい、もう○○歳と考えて、やりたいことを諦めてしまいますが、「今こそやるチャンスだ」と考えて挑戦する、という姿勢が大切なのです。

③毎年なにかしら新しいことを始める

「新しいことに挑戦しようといつも思い続ける」をモットーにしているそうです。

昔からのお知り合いが60歳でレストランを開店したときに、「人生まだ半分です」と言っていたことに感激したそうです。

60歳を過ぎても、「人生まだ半分」と考えると、想像するだけでわくわくして、将来の可能性が広がりますね。

エイトさん自身も、毎年なにかしら新しいことを始めるということを心がけているそうで、昨年は、カラオケと陶芸を始めたそうです。どちらも教室に通い始めたので、新しい知識や新しいお仲間もできました。なかなか始めるということには抵抗を感じる方が多いと思いますが、やりたいことはすぐに行動に移すことに、若さの秘訣があるのですね。

参考文献

『脳疲労が消える最高の休息法』（久賀谷亮著　ダイヤモンド社）
『「がまん」するから老化する』（和田秀樹著　ＰＨＰ新書）
内閣府男女共同参画局　Ⅰ－４－１図　平均寿命と健康寿命の推移（男女別）
http://www.gender.go.jp/about_danjo/whitepaper/h28/zentai/html/zuhyo/zuhyo01-04-01.html

おわりに

「美しく元気なシニア」となるための様々な習慣を紹介してきましたが、いかがでしたでしょうか。本書が皆様の美と健康の一助となれば幸いです。

本書でご紹介してきたことは、どれも日々の習慣として続けていただきたいことばかりです。コツコツ続けることが、10年後、20年後の美と健康をつくります。

ですが、なかなか継続するというのは難しいものですね。

サロンのお客様やセミナーの参加者にも、ご自宅でできる顔のお手入れやエクササイズをお伝えしていますが、「お家でも続けてくださいね」と言いますと、「つい忘れてしまう」、「面倒になってしまう」、「時間がなくて」という声をよく聞きます。

そこで、本書の最後に、サロンでのダイエット指導や私自身の経験から、習慣化して続けることができる工夫を紹介して終わりたいと思います。

性格が特別に几帳面というわけではない方でも、続けられる工夫をしていただくことで習慣化することができるようになりますよ。

1・習慣化したいことは、ひとつか2つにしぼって始める

人間は日常生活の枠をはずすことに抵抗があります。なにか新しいことを取り入れるということは大変なのです。多くのことを取り入れようとはしないで、ひとつか2つずつ着実に習慣化していきましょう。

2・毎日やることに合わせて一緒に行なう

毎日行なうこと、たとえば歯磨きの時にエクササイズを行なうと続けやすくなります。歯磨きの前に顔のエクササイズをする、歯磨き中に足踏みをするなどです。ストレッチやエクササイズは朝起きたときにやる方が続いているようです。体を動かす前のウォーミングアップにもなり、気持ちが良いので、続けられるようです。

3・日課にする

朝の散歩や運動を日課にしている方もいると思います。同様に、マインドフルネス呼吸法、片鼻呼吸、顔のマッサージなどを日課にしてみるのはいかがでしょうか。

コツは決まった時間に行なうことです。起きて朝ごはんの前に行なう、夜お風呂上りに行なう、寝る前に行なうなど、タイミングを決めておきましょう。散歩や運動などの日課がある方はそのときに一緒に行なってもよいでしょう。1週間くらい続けると、日課になります。

4・とりあえず行動を起こす

やらなくてはと思うけど続かないという方は、とりあえず体だけ準備をすると、行動も伴うことができます。

たとえば散歩を続けたければ、着替えて外に出てみる。ブログは、パソコンを開いてみる。顔のお手入れは、鏡台に座ってみるなどです。

5・目につくところに道具を置く

やることを忘れてしまうという方は、思い出させてくれるものを目につくところに置くことがおすすめです。

朝体重を量ることでしたら、起き上がった時に目につくところに体重計を置く、洗面所の床に置く、ベッドの横に置くなどです。テレビを見ながらやろうかしらと思いエクササイズマシーンを買ったときは、テレビの横に置いておくとよいでしょう。しまい込んでしまうと、二度と出さなくなってしまいます。

6・エクササイズシートを作る

日課にしたいエクササイズをチェックリストにして、毎日チェックして見てみましょう。どのような運動をするのか忘れても大丈夫ですし、毎日チェックするので、結果が見えて、励みにもなります。

エクササイズシートは目につくところに置いておいてください。食卓、テーブル、鏡台、洗面所など、必ず目に留まるところに置くと忘れません。

どうしても年齢を重ねると、新しいことを取り入れることに、無意識に抵抗するようになりがちです。ですが、60代はまだまだ新しいことを取り入れられる年齢です。心を柔軟にして、新しい習慣を身につけてみてください。

【著者略歴】

伊勢田愛（いせだ・あい）

1964年生まれ。千葉県出身。東京の東銀座にある「ソフィーエステティック」代表。フェイシャル・ボディエステ、ダイエット、骨格矯正、姿勢矯正などのさまざまな技術で、女性が美しく輝くためのトータルなエステコースを提供している。

自身も、40代から実践している美容習慣により、50代になっても体脂肪18%を維持。肌もトラブル知らず。自身の経験とエステサロンでの経験から、無理なく美しく痩せるダイエット指導も行なう。

「銀座美容塾」を主催し、ダイエットセミナー、アンチエイジングセミナー、エステティシャン向けの技術セミナーも開催。インターナショナルエステティシャン、食生活指導士、中高老年期運動指導士、美容矯正士の資格を取得。

著書に「40代女子のための"魔法の習慣"」「50代女性がもっと輝く"魔法の習慣"」（共に小社）がある。


いつまでも美しく健康でいるための 60代女性の"魔法の習慣"

2018年5月16日　第一刷

著　者　伊勢田愛

発行人　山田有司

発行所　〒170-0005
株式会社　彩図社
東京都豊島区南大塚3-24-4
MTビル
TEL：03-5985-8213　FAX：03-5985-8224

イラスト　本文：梅脇かおり 章扉・見出し：Chica / PIXTA(ピクスタ)
印刷所　新灯印刷株式会社
URL　http://www.saiz.co.jp　https://twitter.com/saiz_sha

ISBN978-4-8013-0294-5　C0177